JN219080

総義歯の

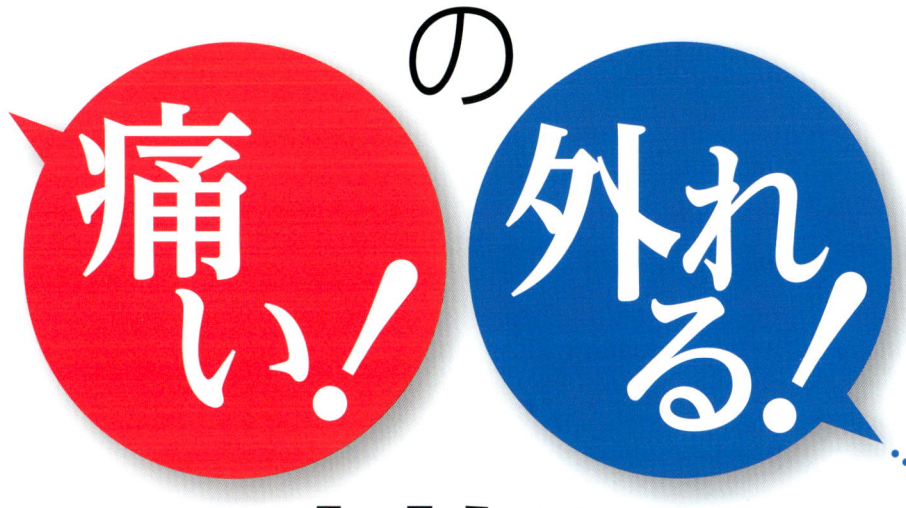

痛い！ 外れる！

にどう対処するか

［著］村岡秀明

HYORON

序

なぜ，総義歯は痛くなるのか？

　新義歯を装着してからその後来院しないので，「入れていないのかな……」と思っていると何かの拍子に来院し，「あれから何ともなく，具合がよくてずーっと使っています」という患者さんがいます．かと思えば，なかなかうまく収まらず，何回も何回も来院してくる患者さんもいます．

　ある人にいわせると痛くなるのが当然で，「噛めるようになったから痛くなり始めるので，痛くならない義歯なんていうのは噛めていないのだ」ということですし，また，義歯が安定すると顎位が変化してくるため，義歯の咬頭嵌合位と顎位（中心位）のズレが生じ，義歯が動かされて痛みが出てくる，ということも考えられます．

　「一生懸命作った義歯を患者さんが入れてくれないと，グーっと落ち込む」という若い先生もいらっしゃいますが，落ち込む必要などありません．義歯はかならず調整が必要で，その調整をどううまくやるのかが義歯臨床の醍醐味でもあるのです．幸い総義歯は鉤歯がないので，使い方が正しくなくても歯周病は起こりませんし，どうしてもダメであれば，意を決して新たにもう1つ作ればよいのです．

総義歯の「痛い！」「外れる！」にどう対処するか

　「総義歯をどのように作製していくのか」の手順についてはほぼ確立しており，通常は"診断→印象採得→咬合採得→試適→完成義歯装着"という流れで行われます．また，その目指すゴールについても，"あるべき総義歯の形"や"義歯を維持安定させるための咬合のあり方"などについては統一した見解が得られており，あとはそれぞれのステップに手間をかけて精度を高めるか，もしくは省力化を工夫するかというところでしょうか．とはいえ，そのような中でも臨床で遭遇する悩みとして，「フラビーガムがある」「下顎顎堤の吸収が進んでいて，印象がうまく採れない」など，いわゆる難症例への対処が問題になってきますが，総義歯臨床にはもう1つの難題があります．それは術後に「痛い！」「外れる！」「噛めない！」「入れていられない！」という問題が発生し，なかなか収まらないということです．きちんとした手順を踏んで慎重に作れば，術後に問題は発生しないように思われますが，臨床では予想外のことが起こってきます．「噛めない」「笑えない」「話せない」というのは，まだ余裕を持って対処できますが，とにかく困るのは「痛い！」「外れる！」で，即対応・即解決を求められることが多いのです．

　本書では，このような総義歯の「痛い！」「外れる！」にどう対処していくかについて，私の臨床経験から学んだ知恵を中心に述べてみたいと思っています．私なりに七転八倒しながらの対処ではありますが，先生方の総義歯臨床に少しでも役立てば幸いです．

2018年11月　村岡秀明

INDEX

Part Ⅱ　自院で作った義歯が「痛い*！*」「外れる*！*」にどう対処するか

One Point Column

Part I

他院で作った義歯が「痛い！」「外れる！」にどう対処するか

　私より年齢は少し上なのですが，大変勉強家の先生がいます．若き歯科医師たちを大いに指導し，カリスマ的存在でもあります．その先生とお茶を飲む機会がありました．その先生は，東京のど真ん中で開業しています．駅のすぐ側ですし，まわりにはたくさんの歯科医院があります．真っ昼間ですし，くだけた話題というわけにもいきませんので，まず，私が聞きました．

　「先生，東京の真ん中でまわりには歯科医院がたくさんあって大変でしょう」

　なんと，その先生の答え……．

　「いやあ，増えれば増えるほどいいんだよ．まわりでやってダメだっていう患者さんがみんなうちへ来ちゃってさ．僕のまわりでドンドン開業して欲しいよ」……

　このように都合よくはいかないかもしれませんが，義歯で悩んでいる患者さんも結構います．義歯はその良否が患者さんにわかりやすいので，自院で作った義歯ではなくても，ちょっとしたコツをつかんで修理をしてあげると，患者さんの心もつかみやすいのです．

　Part I では，他院で作った義歯が「痛い！」「外れる！」と訴えて来院した患者さんへの対処をまとめました．理論や能書きではなく，入れ歯作りが大好きで，いつも入れ歯のことを考えている私からの応急処置のヒントです．

▶▶ 1 できる限り手をつけない

　「これから義歯を調整するというのに，"できる限り手をつけない"って，なに？」と思われるかもしれませんが，他院で作った義歯にはできる限り手をつけないほうがよいでしょう．いい方を変えれば，"後戻りできないところまでやり過ぎないようにする"ということです．

　他院で作った義歯の不具合で来院する患者さんは，先生にとってはまったくの初診・初対面の患者さんです．その人柄も，どのように義歯が作られたのかもわかりません．手をつけたはよいが思うように修理ができず，「痛い！」「外れる！」も治らず，新義歯の提案も受け入れてくれず，「かえってひどくなった．元に戻せ！」といわれることも考えられます．

　もちろん，何もしないほうがよいということではありません．床が割れていれば修理し，人工歯が欠けていれば増歯はします．しかし，「できる限り手をつけない」ということを常に頭の中においておきましょう．

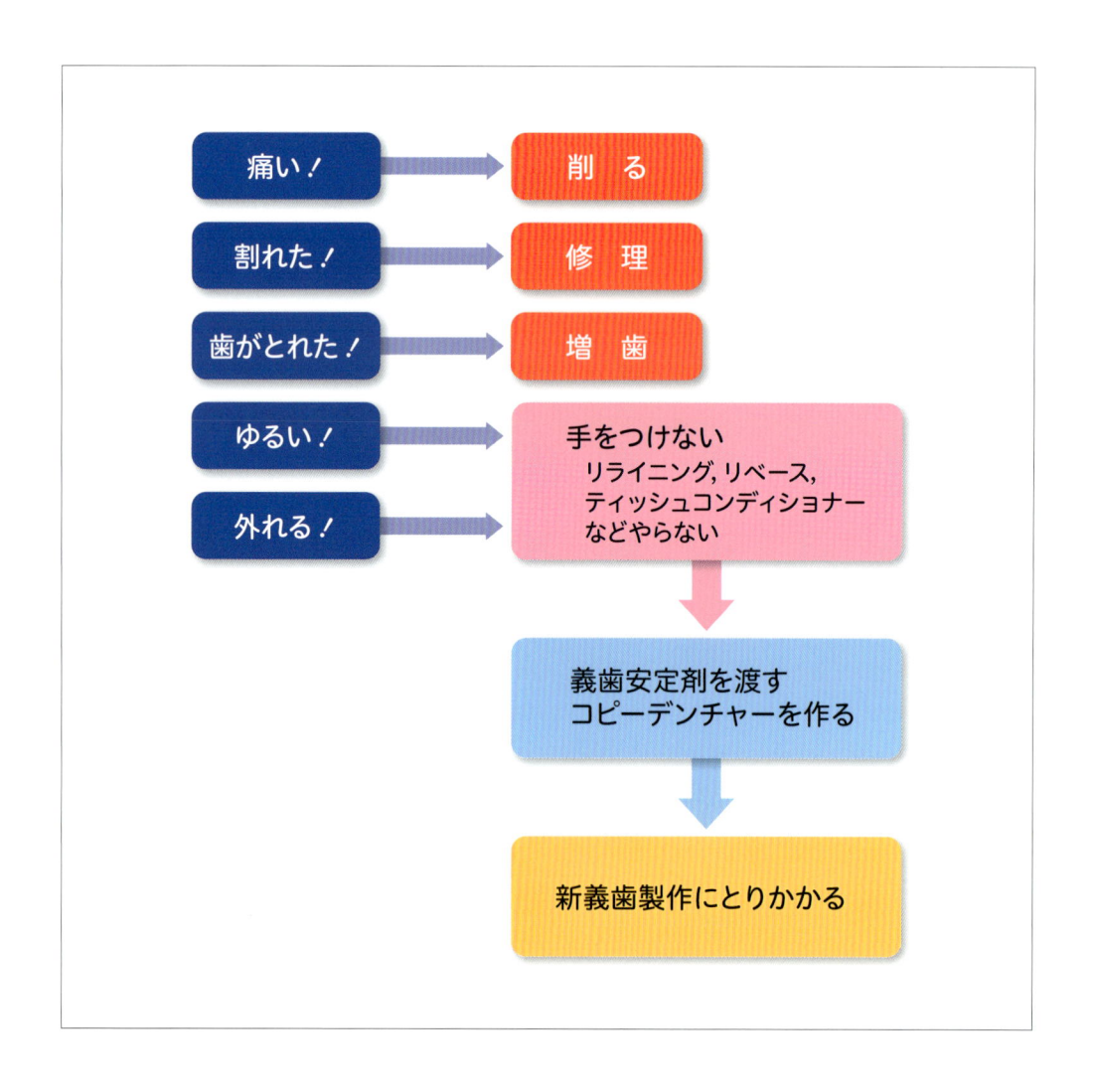

▶▶2　そして，手をつける前に

　他院で作られた義歯を「痛い！」「外れる！」と訴えて来院してくる場合は，義歯の形が悪いために安定がなく，そして咬合が不備なために義歯が動かされてしまっていることが多くみられます．このとき，最初に確認することは，

・作られたばかりの義歯なのか

・相当古く，あちらこちらの医院を転院しながら当院にたどり着いたのか

です．

　最近作ったばかりであれば，近所の顔見知りの医院で作ったのかもしれず，うかつに義歯の不備を指摘するとそれが伝わり，後々気まずい思いをすることになるかもしれませんから，対処は慎重に行う必要があります．

　そうならないためにも，それがどんなに不備な義歯であろうとも，患者さんの前で義歯の批判はしないことです．今入れている義歯のどこが悪いのか，それを患者さんに逐一説明したところで，患者さんにとっては何の意味もありません．何より結果が大事なのですから，治した義歯さえうまく収まれば，患者さんにとってもそれでよいのです．

　次に，患者さんの様子を観察することです．義歯の不調を訴えてくるような場合，急患として来院していることが多いので，じっくりと話を聞く時間もあまりないかもしれませんから，義歯への対処をしながらワンポイントだけ観察します．それは"性格的に明るい人か，暗い人か"です．暗い様子で義歯の悪口を延々と話す人の場合，自分がやった処置，これから新しく作る義歯に対しても，マイナスな反応になることが多いものです．そのことを念頭において，今後の処置も考えていったほうがよいでしょう．

▶▶3 他院で作った義歯をどう治すか

1．患者さんの義歯への要望を確認する

　治療の最初でなくても構いません．「痛い！」「外れる！」への対応をする中で，とりあえず痛くなければよいのか，それとも新義歯を作製して欲しいのか，要望を聞いておきます．新義歯作製が希望なら，コピーデンチャーでの対応を積極的に進めていくほうがよいでしょう．

　また，新義歯を作製するとなった場合は，「痛い！」「外れる！」以外の現在の義歯に対する不満も確認しておき，新義歯へ反映させることも忘れてはなりません．

2．手のつけ始めは，「スムーズにする」

　他院で作り，何回調整してもうまくいかなかった義歯の場合，ティッシュコンディショナーで処置していることが多く見受けられます．そのため，来院時にはティッシュコンディショナーが固くなり，辺縁がザラザラになってしまっています．

　そのようなときは，まず指で義歯全体を触り，スムーズになっているかを十分に確認することが大切です．

3．「痛い！」ところは削る，「外れる！」にはまず義歯安定剤を

　単純にいってしまえば，義歯が「痛い！」といわれた場合は痛みの原因（床が強く当たっている箇所）を探し出し，そこを削合することになります．そのためにはデンスポット（昭和薬品化工）が有効で，時間も早くすみます．粘膜面の適合が悪いだけのためにどこかが強く当たって痛い場合は，これでよいでしょう．もし，新義歯を作る希望があれば，次回にコピーデンチャーを作ります．

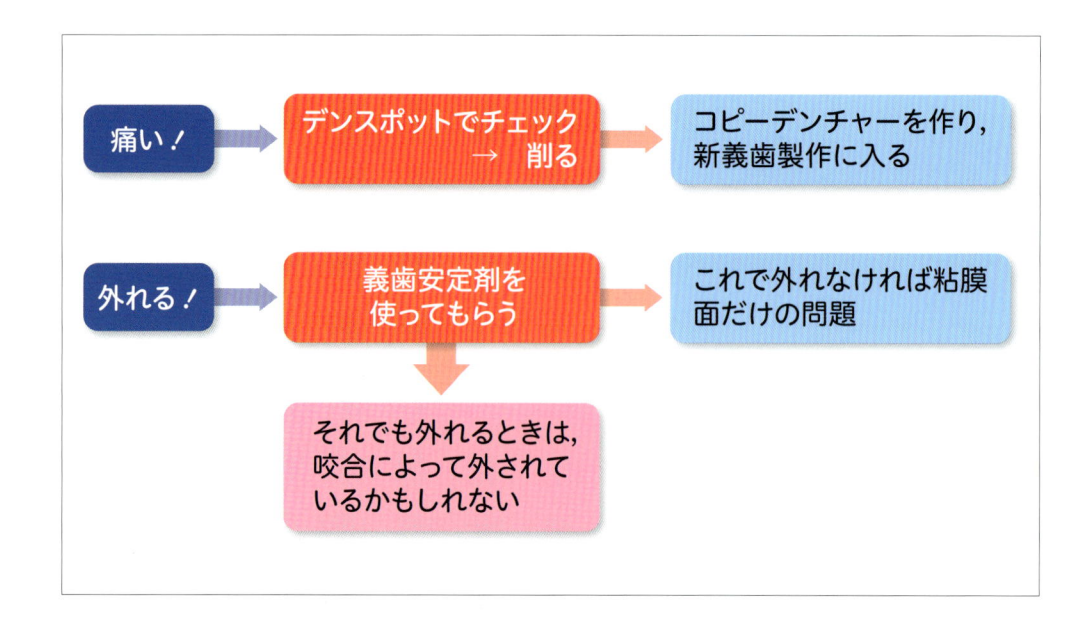

デンスポットによる粘膜面のチェック

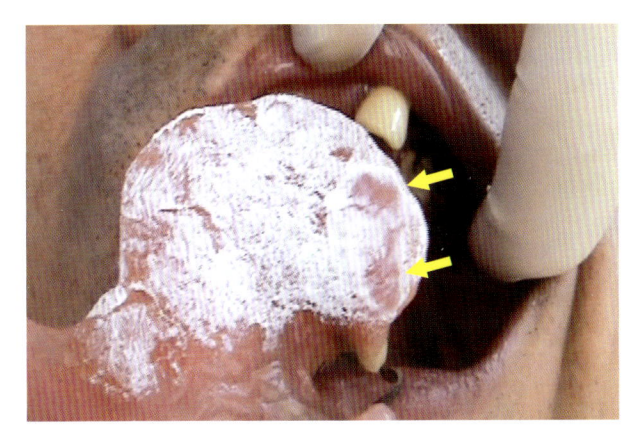

❶ 義歯粘膜面にデンスポットを塗布し，口腔内に入れると，当たっているところが明確にわかる．

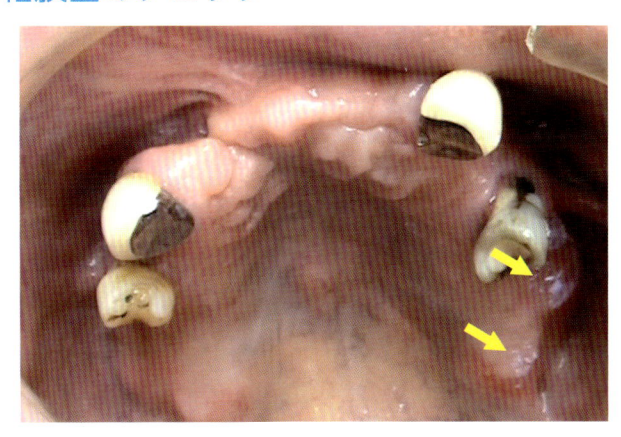

❷ 口腔内に白くデンスポットが付着しているところをあわせて確認する．

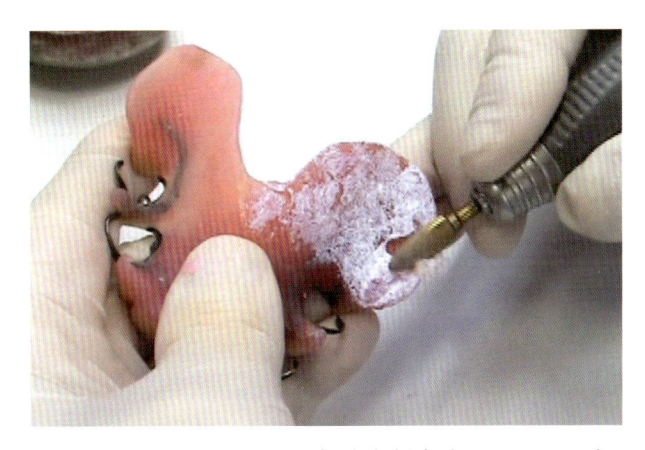

❸ カーバイトバーでその部分を削合する．このとき，思い切って深くくり抜くことも大切である．ダイナミックに削合する．

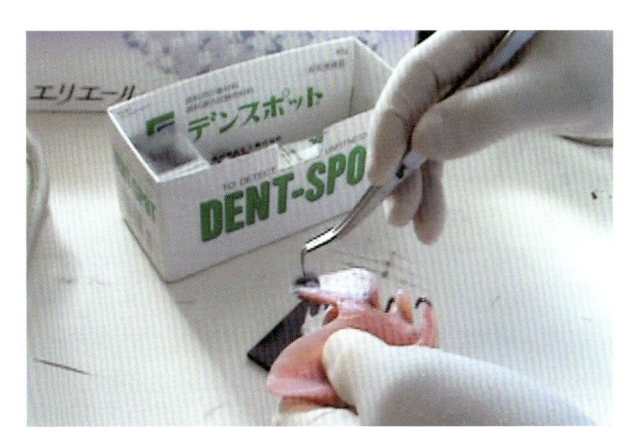

❹ 削合した部分に，またデンスポットを塗布する．

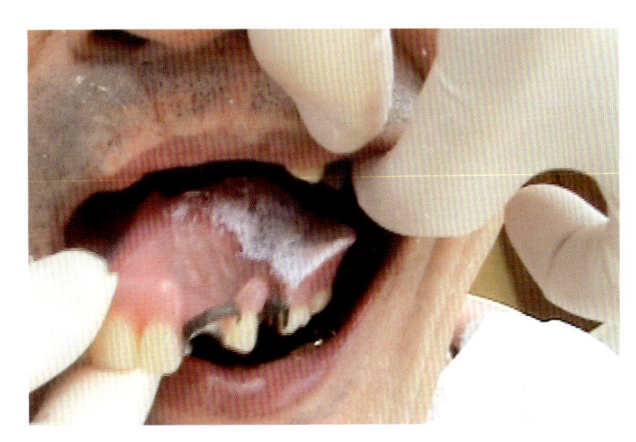

❺ そして口腔内に入れる．これを「痛くない」といわれるまで繰り返す．

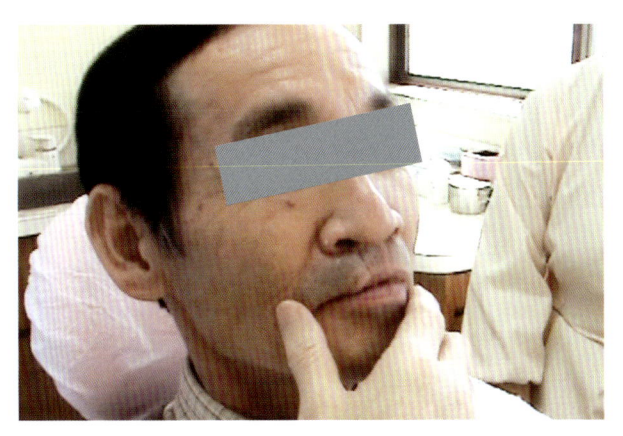

❻ 少しずつやらずにダイナミックにやれば劇的な効果を発揮し，短時間で患者さんの心をつかむことができる．

しかし，「外れる *！* 」といわれた場合にはさまざまな原因が考えられ，対処はそう単純ではありません．場合によっては義歯床辺縁に追加・修正をするなど，手をつける範囲が広くなってしまいます．そのため，まずは義歯安定剤を使用してもらい，様子を観察します．

義歯安定剤を使用して外れないのなら，「床の適合が悪いために全体にすいていて外れる」と考えられます．その場合は，患者さんに事情を説明し，早速新義歯作製に移ったほうがよいでしょう．すなわち，コピーデンチャーの製作に入ります．

One Point Column 1

ピッタリさせると痛くなる？

「ピッタリさせると逆に痛みが出ませんか？」と聞かれたことがあります．もちろんピッタリさせようとする作業のために，ピッタリし過ぎて痛みが出ることもあるでしょう（この場合，痛みの原因は義歯粘膜面で，結果もそこに接する顎堤粘膜ということになります）．

しかし，実はピッタリさせたために，わずかな咬頭のすべりによる義歯の動きがモロに粘膜に強く当たるようになり，痛みが出ることがあるのです．したがって，粘膜面の適合をピッタリさせたときは，これまで以上に"咬合により動かされる義歯の動き"に注意深くならなければいけません．ピッタリさせたことによって痛みが出ると，「いままでは外れてしまうけど，痛くはなかった *！* 」といわれてしまいます．患者さんにとっては「ゆるい」「外れる」よりも「痛い」が優先であるため，「ピッタリさせたために，前よりも具合が悪くなった」という感じを抱かせることになってしまいます．

では，なぜいままで痛くなかったのでしょうか．それは義歯がゆるかったため，少しの動きでは義歯が粘膜に当たることがなく，痛みが出なかったのです．下顎総義歯の舌側後縁部に当たりが出やすいのも，義歯の動きによりそこが一番顎堤に当たりやすい場所だから，ということです．義歯をうまく作るコツ，それは"動かないようにしたら，動かさないようにしろ"です（15頁「One Point Column 4」参照）．

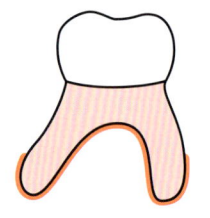

ピッタリしているだけでは
痛くない

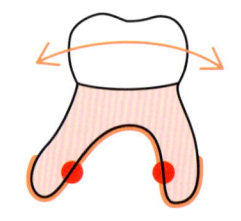

動かされると痛くなる

One Point Column 2

デンスポットとホワイトシリコーン

　義歯粘膜面の適合状態を診査する器材として，デンスポット（昭和薬品化工），フィットチェッカー（ジーシー），フィットテスター（トクヤマデンタル）などがあります．どれか1つしか使わないという術者もいますが，これは用途により使い分けたほうがよいでしょう．

　クラトビルの書籍『クラトビル　パーシャルデンチャー』（医歯薬出版，1989）の義歯装着の章には，義歯粘膜面の適合はプレッシャーインディケーターペースト（PIP）を，辺縁形態の修正にはディスクロージングワックスを使用するように書かれています．それが現在では，PIP がデンスポットに，ディスクロージングワックスがフィットテスターないしフィットチェッカーになっているわけです．

　粘膜面の適合はデンスポットで調べ，辺縁が過長であるとか厚過ぎるとか，さらに小帯の動きなど立体的なものはフィットテスターないしフィットチェッカーで調べたほうがよいでしょう．

One Point Column 3

デンチャーアドヒーシブとホームリライナー

　市販の義歯安定剤といわれるものには，2種類があります．デンチャーアドヒーシブとホームリライナーです．デンチャーアドヒーシブは粉末状やペースト状になっており，ホームリライナーはパテ的なもので義歯粘膜面と顎堤の間隙を埋めようとするものです．両者とも同じようなものは歯科医院でも使用されており，決して害のあるものではありませんが，患者さんが自分で薬局で購入することに大きな問題点があるのです．それは，総義歯が「痛い！」「外れる！」の原因が，義歯床の適合による場合と，咬合が原因の場合とがあるからです．薬局で患者さんが義歯安定剤を購入して使用するとき，その鑑別診断が行われず，義歯が「痛い！」「外れる！」の原因すべてが義歯粘膜面であるとして義歯安定剤を使用してしまうのです．これはすべての疾病に対していえることかもしれませんが，自分の考えだけで原因を判断し，かつ歯科医師でも咬合を狂わさないように慎重に行っている床裏装を，結果として安易に行ってしまっていることになります．ここが問題なのです．

　咬合が原因で義歯が「痛い！」「外れる！」のに，さらに咬合を狂わせてしまっては，解決しないどころかより重篤な状態にしてしまいかねません．これが問題なのです．

4．咬合がからむと，上顎は「外れる！」，下顎は「痛い！」

「痛い！」「外れる！」の原因が"義歯粘膜面の不適合"だけであればよいのですが，ここに"咬合"という要素がからんでくると，話はやや複雑になってきます.

総義歯では，咬合が原因で「痛い！」「外れる！」ということが多く起こります. 義歯を装着したときは痛みもなく，外れもしないのに，噛み合わせると人工歯の早期接触などによって義歯床が動かされ，「痛い！」「外れる！」となるのです.

そして咬合がからむと，上顎は「外れる！」，下顎は「痛い！」となる傾向が多いと思われます. 上顎で咬合が悪くても外れない場合もありますが，義歯は常に動かされて顎堤はフラビーガムとなり，最終的には外れてしまいます（すでにフラビーガムになっている場合の対処は，50頁からの「参考症例」に示しています）.

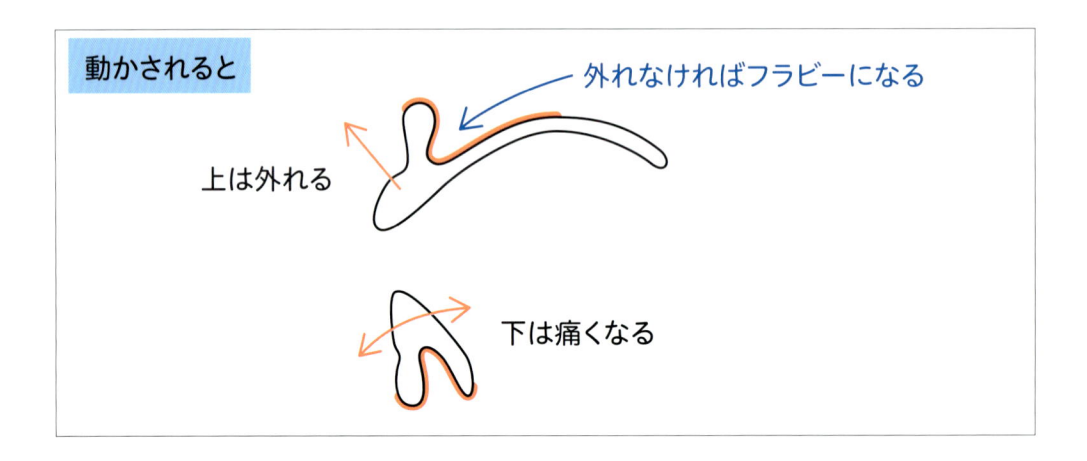

5．咬合が悪い2つの場合

「痛い！」「外れる！」の原因を"義歯粘膜面が不適合な場合"と"咬合が悪い場合"に分けて考えたように，咬合が原因で「痛い！」「外れる！」の場合も2つに分けて考えます.

① はじめから咬合関係が悪いもの

② 人工歯の機能咬頭の咬耗により，下顎義歯が上顎前歯部を突き上げ，臼歯部では頬側咬頭の当たりが強くなり，側方運動時に上顎の義歯がゆすられ，それとともに下顎の義歯にも動きが発生し，痛くなるというもの

の2つです. しかし，このことをチェックするためには，咬合の土台となる義歯床の安定が必要です. さらに，咬合の問題，床の不適合の問題に加えて，適切な調節彎曲が失われ，咬合平面や咬合高径にも問題が発生していることが多く，複雑な要素がからみ合っています.

そのため，その義歯にはなるべく手を加えず，「痛い！」といっているところは思い切ってくり抜くように削合し，修正はその程度にして新義歯製作に移行したほうがよいでしょう.

One Point Column 4

動かないようにしたら，動かさないようにしろ

　「痛い！」も「外れる！」も，実はその根は同じところにあります．義歯と粘膜との適合が悪いために外れてしまうこともあれば，痛くなることもあり，咬合の不備が原因で義歯が動かされて痛くなることもあれば，外されてしまうこともあるのです．義歯をうまく作るコツは，「動かないようにしたら，動かさないようにしろ」ということです．動かないような義歯の形と適合が得られたら，今度は義歯を動かさないような咬合を与えます．

　また，「粘膜面の適合と咬合と，どちらが大切か？」という議論がありますが，どちらも大切です．

　咬合が悪いと，せっかくの義歯の適合は簡単に失われてしまいます．しかし，その咬合を確実なものにする前には，そのベースとなる義歯床の形と粘膜との適合が求められていなければなりません．そして適合精度があがってくると，わずかな義歯の動きが痛みとなって現れやすくなります．つまり，より精密に適合を求めるならば，よりシビアな義歯を動かさない咬合関係が求められるのです．

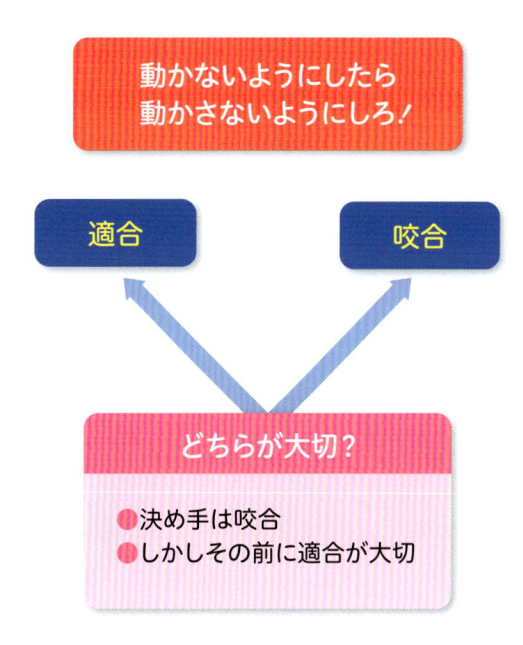

6.「外れる！」義歯の診査

① 上顎床の維持安定のチェック！

まず行うのが，上顎床の維持安定のチェックです．上顎床の維持安定は，総義歯臨床の中でも優先順位の第一ですが，これは粘膜面の適合の問題だけではなく，デンチャースペースの問題もからんでいます．総義歯では，骨が失われたことによって生じたスペースを義歯床の厚みで回復することが重要なのです（いわゆる "デンチャースペースの回復"．具体的には「おやまの法則」（次頁「One Point Column 5」参照）に準じます）．すなわち，上顎が「外れる！」ときは，咬合以前に粘膜面の適合と適切なデンチャースペースの回復が行われているか否かを診査しなければならないのです．

② 咬合のチェック！

そして咬合のチェックです． "咬合によって動かされて義歯が脱落する" ということが多いのです．なかでも，咬合平面のバランスが悪いと，「痛い！」「外れる！」はなかなか収まりません．

咬合平面は，鼻聴導線に平行なカンペル平面です．咬合器上で観察すればより正確ですが，ここは急患のように来院してきた初診の患者さんなので，まず旧義歯を口腔外で嚙み合わせた状態で観察するとよいでしょう．さらに，頰舌的な排列位置はパウンドラインを基準に観察していきます（33頁「11. 臼歯部の頰舌的排列位置はパウンドラインを基準に」参照）．

まず口腔外で観察し，Y.N.式咬合平面板（センジョー／モリタ）などを使用して観察します．そしてこのような場合，痛いところはとりあえず粘膜面を削合し，早急に新義歯製作にとりかかったほうがよいでしょう．

③ 下顎の形態のチェック！

最後に，下顎の形態をみることです．下顎が外れてしまう場合，形態が悪いから外れるのか，大き過ぎて辺縁封鎖ができないために外れるのか，それを観察するのです．

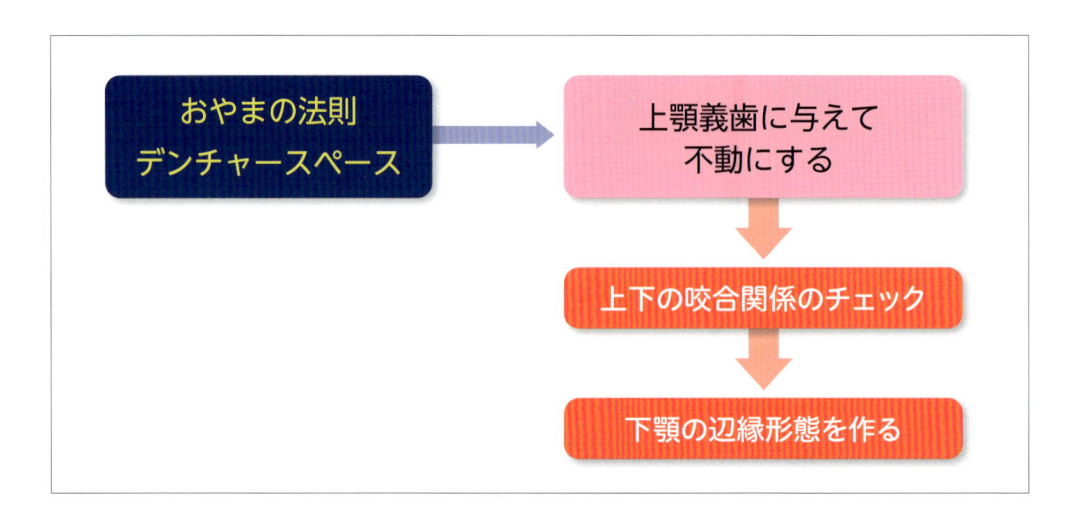

　痛みがなければ，ここまでのチェックでよいでしょう．旧義歯の床形態を改造したり，リライニングをしたり，またはリマウントして咬合関係を適切なものにしたり……，ということはしません．それは旧義歯のコピーデンチャーを改造することにより，求めていくのです．

One Point Column 5

おやまの法則

　総義歯辺縁のあり方として「おやまの法則」というものがあります．これは，義歯辺縁のあり方についての法則で，

① 　お：折り返し地点までなければならない

② 　や：やわらかいところで終わっていなければならない

③ 　ま：丸みを帯びていなければならない

という三原則です．

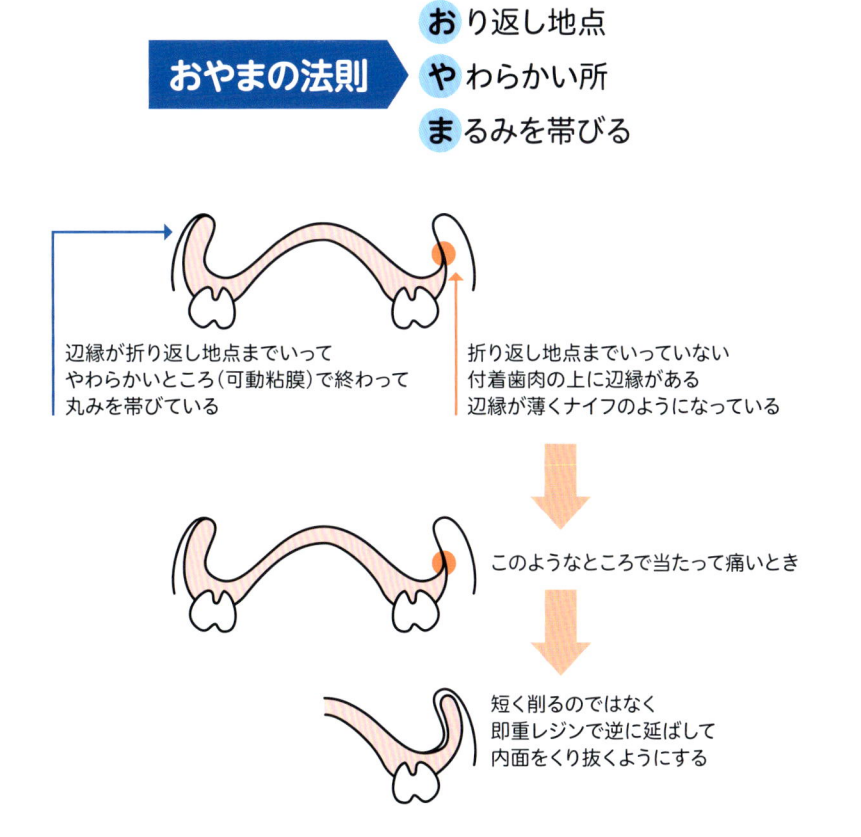

おやまの法則
- **お**り返し地点
- **や**わらかい所
- **ま**るみを帯びる

辺縁が折り返し地点までいって
やわらかいところ（可動粘膜）で終わって
丸みを帯びている

折り返し地点までいっていない
付着歯肉の上に辺縁がある
辺縁が薄くナイフのようになっている

このようなところで当たって痛いとき

短く削るのではなく
即重レジンで逆に延ばして
内面をくり抜くようにする

▶▶ 4　新義歯製作のための旧義歯と口腔内の観察

　患者さんの主訴である「痛い！」「外れる！」がとりあえず解決できたのち，新義歯製作の希望があれば，今度は新義歯製作のための旧義歯と口腔内の状態の観察に入ります．それには次の5つの事柄を観察します．

① 咬合平面
② 咬合高径
③ 上顎顎堤の頬側吸収状態および上顎顎堤頂の移動状態
④ 下顎顎堤の付着歯肉の有無ないしその幅
⑤ 旧義歯が原因で悪いことが起こっていないか

　旧義歯の全体的な形や辺縁形態，または咬合状態なども大切ですが，それは新義歯製作の段階で確認することにして，まずは上記の5項目について観察することが必要です．

1．咬合平面

　まず，咬合平面です．1級，2級，3級の咬合状態によって咬合平面は若干異なるのですが，ここではおおまかに“大体バランスのとれた滑らかな平面（やや曲面）になっているか”をみます．特に，上顎または下顎という片顎だけの総義歯を作るときは，対合歯の咬合平面がスムーズでないと新義歯はうまくいきません．

2．咬合高径

　咬合高径が高過ぎると入れていられませんし，低過ぎると顎位は前方になりやすく，いわゆる前噛みの義歯ができあがってしまい，これも失敗の原因になることが多くあります．初診時に「低い」と感じたら，ワッテを濡らして前庭部に含ませたり，咬合面にロールワッテを置いて咬合高径を挙上してみたりなどして，現在の旧義歯をどの程度改造したら“この人らしい顔貌”になるのかを観察します．「前歯がみえなくて」という訴えがあった場合は，旧義歯の粘膜面側（すなわち義歯内面）にワッテを入れて観察することもあります．最後は「この人，こんな顔かな」が一番当たっているのではないかと思います．

　いずれにしても，かなり以前に作った義歯であればかならずといってよいほど低く，「近くの歯科医院で作ったばかりなのに全然入れていられない」のであれば高過ぎる，と思ったほうがよいでしょう．

3．上顎顎堤の頬側吸収状態および上顎顎堤頂の移動状態

　次に上顎の顎堤を観察します．上顎は歯があるときは頬側の骨が薄いので，抜歯さ

咬合高径の決定法はない

　いわゆる咬合高径の求め方には，決定的なものはないといえます．教科書にはいろいろな方法が書かれており，一般的には上下の唇がそっと触れ合うところを高さとする安静位を参考にするものや，目や鼻や唇の位置を参考にしたウイリス法などがありますが，どれも決定的なものとは言い切れません．

　では，私はどうしているかというと，顔貌を参考にしています．顔つきです．上下の唇の厚みや口角の下がり具合などを含めたいわゆる顔貌で，「この人こんな顔かな」というところを求めていくのです．ある意味，答えがないのですから，これしかないともいえます．

　また，もう1つの咬合高径の見方として，水平的な顎位を観察することがあります．咬合高径が低いと下唇が出て，かつ前噛みになります．前噛みになると上顎前歯部の切縁が欠けたり，人工歯がとれたり，ブリッジが外れたりというようなことが起こります．そこで，どうしても前噛みになる，顎位が前にいくという場合には，咬合高径が低くなっていると思ったほうがよいのです．

咬合高径の求め方の各種方法

機能的方法	形態的方法
下顎安静位法	顔面計測
咬合力	エックス線規格写真
最小発音空隙	顎堤の対向関係
嚥下法	顎堤の平行関係
患者の知覚	顔貌

水平的顎位を決定する

　水平的顎位は，再現性のある位置が求められます．具体的にはライトタッピング（軽く「カチカチカチ」と噛み合わせてもらう方法）で求めるのですが，まず最初は，誘導しなければなりません．

　上顎の義歯（または排列された仮床，または改造されて脱落しなくなった上顎のコピーデンチャー）を入れておき，顎の先端に指をそえて，軽く，ゆっくり，開閉運動を誘導します．そして下顎蠟堤に顎位が印記されたら，今度は患者さん自身に「カチカチカチ」とタッピングをしてもらい，術者が誘導した位置と同じ位置に繰り返し戻るかを確認するのです．

　このように再現できる位置が，その患者さんの総義歯の咬頭嵌合位を作る位置となるのです．

れると頬側から吸収され，顎堤頂が口蓋側に移動してきます．それと同時に，頬側前庭部に空間ができます．これがデンチャースペースであり，それを観察し，印象時にはその空間が埋まった印象が採られなければなりません．

　そのために，頬側にどのくらいの空間があるか，またどのくらい義歯の厚みをつけなければならないかを観察するのです．これは印象採得時のデンチャースペース回復の技に関係してきます．

4．下顎顎堤の付着歯肉の有無ないしその幅

　下顎は，顎堤の付着歯肉がどのくらい残っているかを観察します．頬や舌を動かしても顎堤の状態が変わらない，いわゆるほとんどが付着歯肉だけでできている顎堤は，ただ顎堤の形を印象すればよいのです．この場合は個人トレーなど必要なく，アルジネート印象で十分であり，また上級者が採っても初心者が採っても，印象の形は変わりません．

　しかし，顎堤が吸収して付着歯肉がなくなり，ヒモのような状態になっていれば，義歯粘膜面にリライニングするだけでは維持安定は求められないし，目にみえる粘膜の形を印象するのではなく，骨の形すなわち骨面を印象しなければ床が骨に裏打ちされている義歯ができないので，粘膜をシワ伸ばししたいわゆる"義歯の形"をした印象が必要になってきます．

5．旧義歯が原因で悪いことが起こっていないか

　旧義歯が原因で悪いことが起こっていないか，問診を含めて観察します．

　考えられることとしては，フラビーガムをはじめオーラルディスキネジアや顎関節の問題，また歩行に支障が起こっているなど，いわゆる咬合に原因していることが多くあります．この場合は，治療用義歯が必要になるかもしれませんし，とりあえず新義歯を作ったとしても，数カ月単位でチェックと調整を行っていくことになるかもしれません．すなわち，継続的な要観察の患者さんです．

デンチャースペースと下顎顎堤付着歯肉の確認

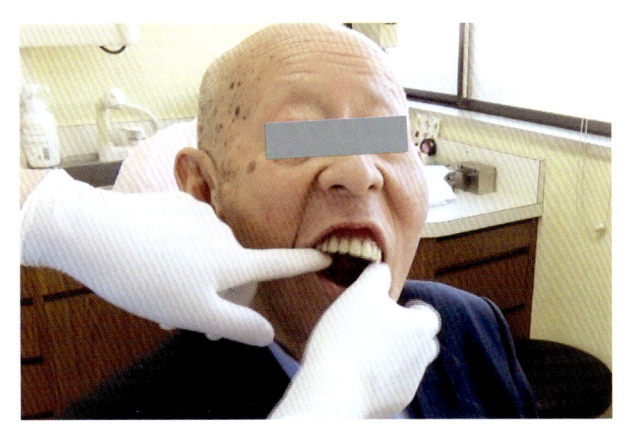

❶「上顎の総義歯が落ちてくる」という主訴で来院された.

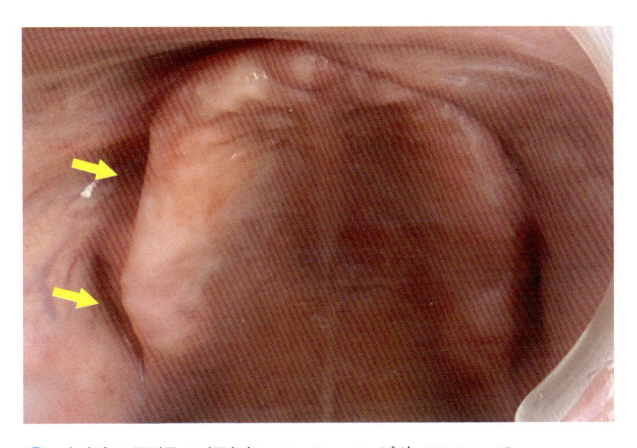

❷ 右側の顎堤の頬側にスペースが生じている.

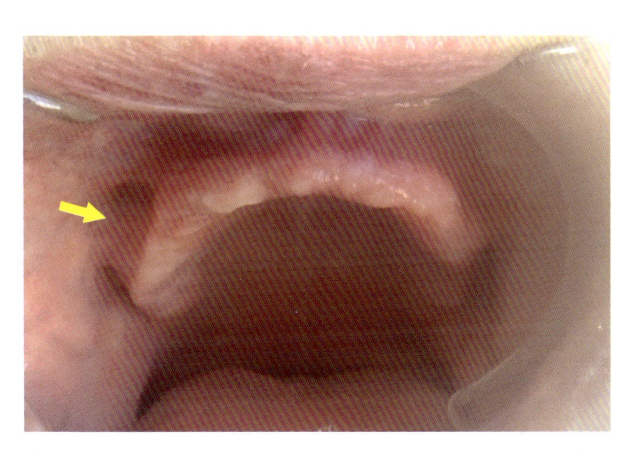

❸ 前方からみても，頬側のスペースを埋めなければならないことがわかる.

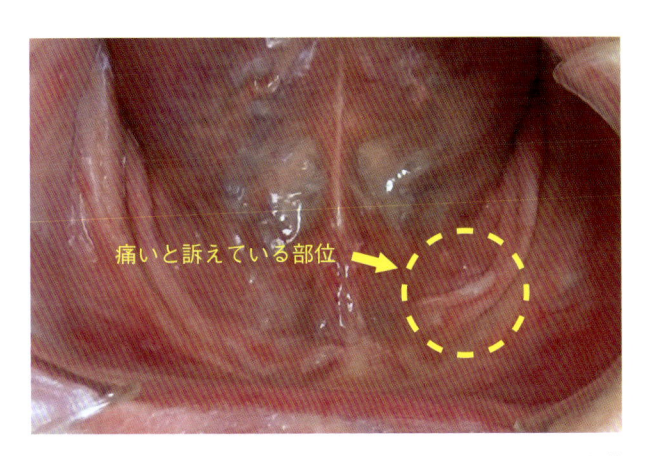

痛いと訴えている部位

❹ 下顎顎堤の付着歯肉が少なくなり，舌側の可動粘膜が顎堤の上にかぶさるようになっている.

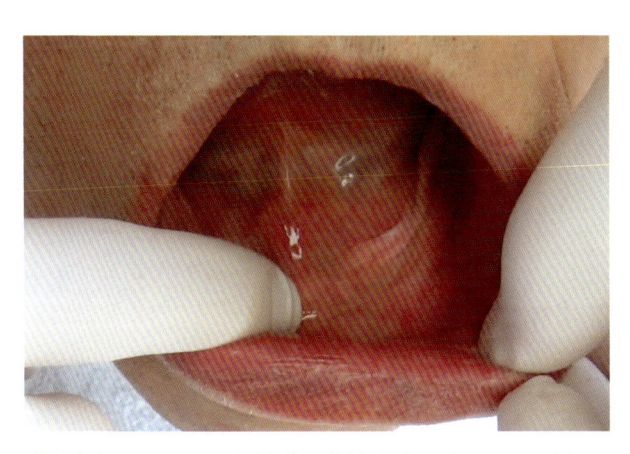

❺ 触診をして，可動粘膜の状態を確認することが大切.

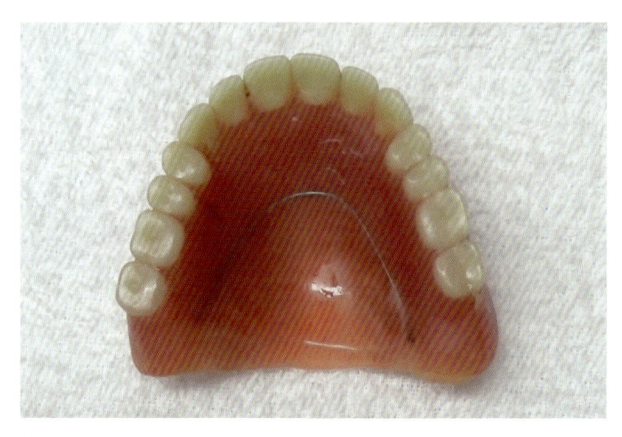

⑥ 咬合面から観察すると，臼歯部の辺縁よりも人工歯のほうが頬側に出ている．

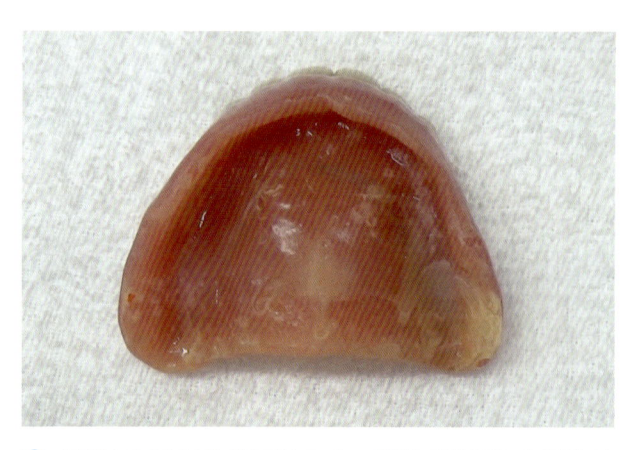

⑦ 辺縁の厚みは均等ではなく，顎堤が吸収した部位は，それを補うように厚くなっていなければならない．

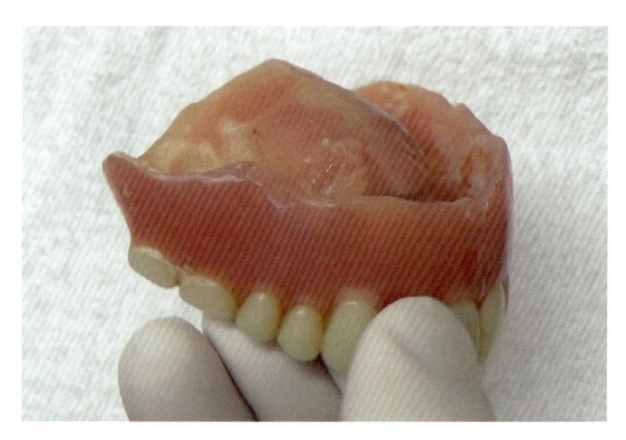

⑧ 上顎辺縁は「おやまの法則」を満たしていない（17頁「One Point Column 5」参照）．

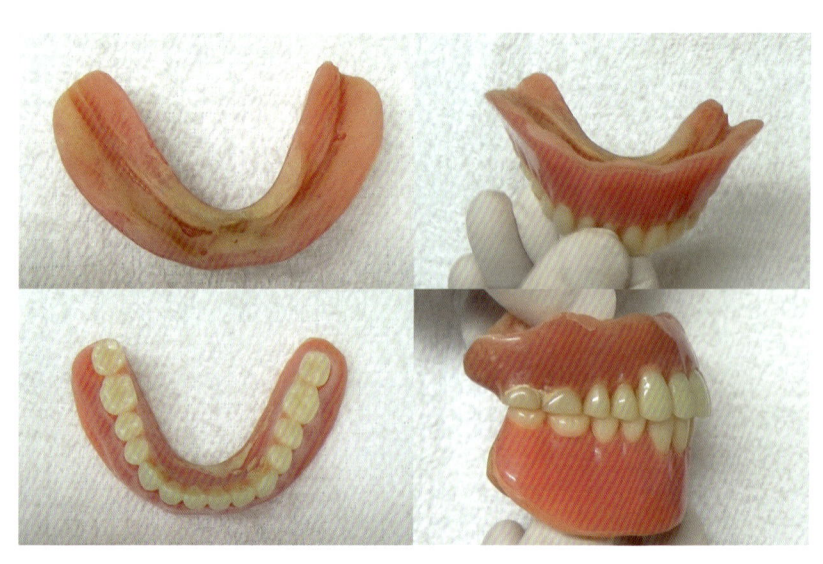

⑨ 咬合高径は適切に回復されているが，下顎はレトロモラーパッド部が覆われていないなどの不足部分がみられる．

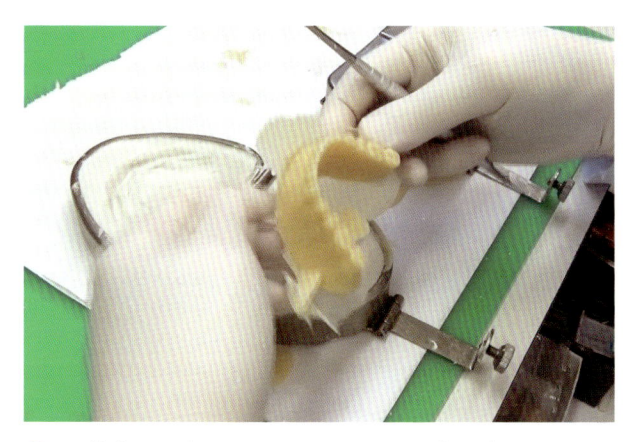

⑩ 旧義歯に手をつけることなく，コピーデンチャーを作製する．

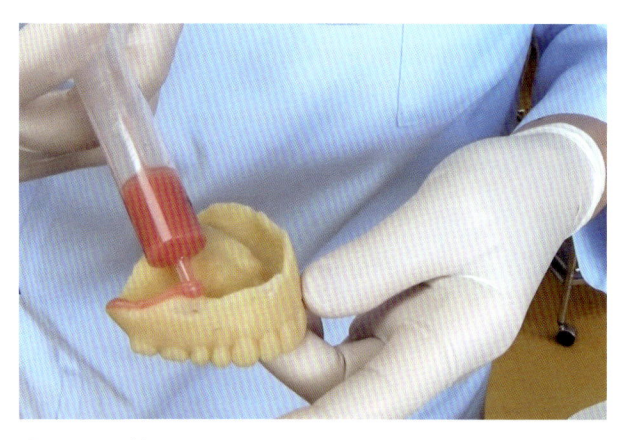

⑪ 辺縁形態を中心に，上下コピーデンチャーの改造を行う．

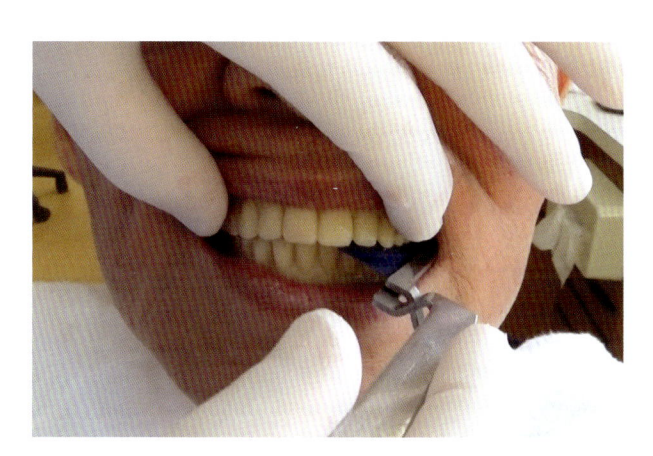

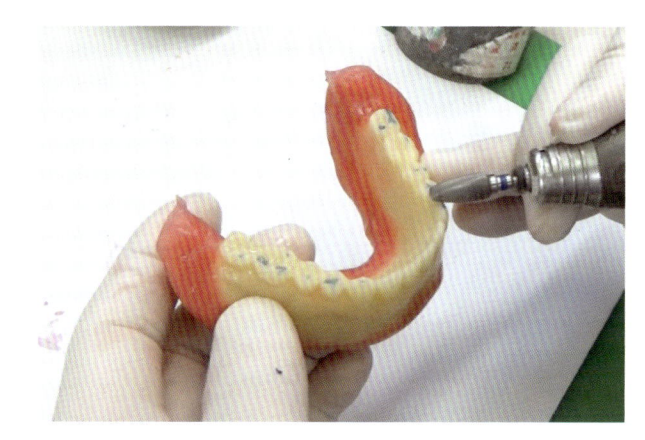

⑫⑬ 形態の修正を行い，床が安定したら，咬合調整を行う．

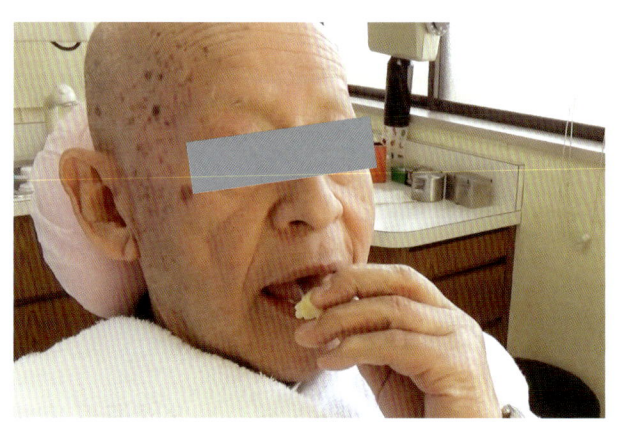

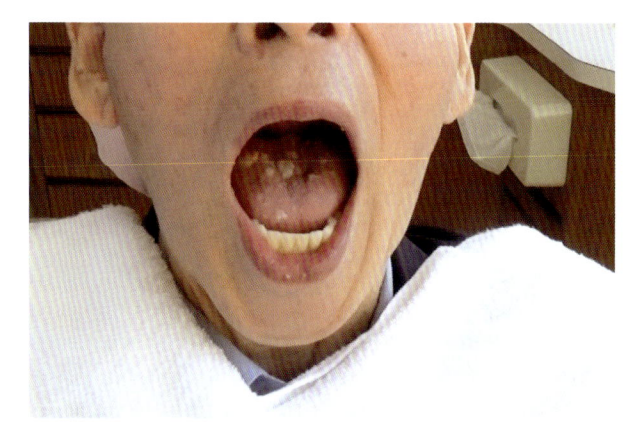

⑭⑮ 試食してもらい，主訴である上顎床の脱落が起こらないかを確認し，同時に下顎の床の安定も確認する．

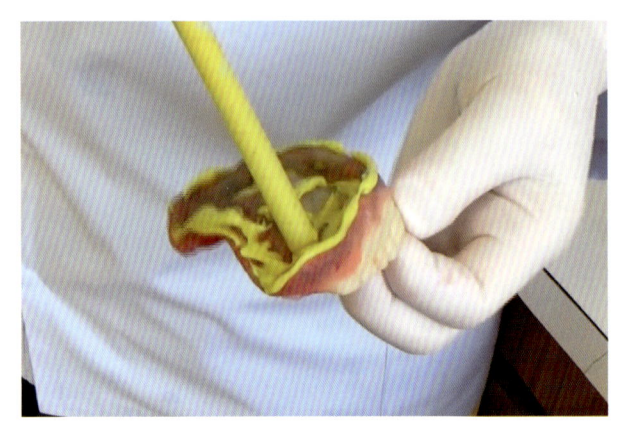

⑯ 流動性のよいウォッシュタイプのシリコーン印象材を，辺縁を中心に上顎粘膜面に塗りつける．

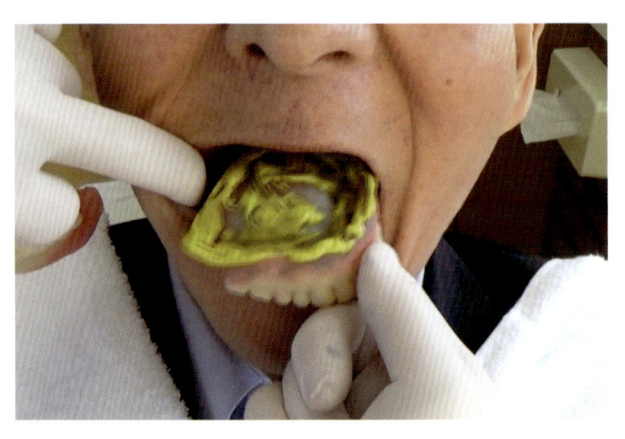

⑰ 口腔内に上顎を入れる．

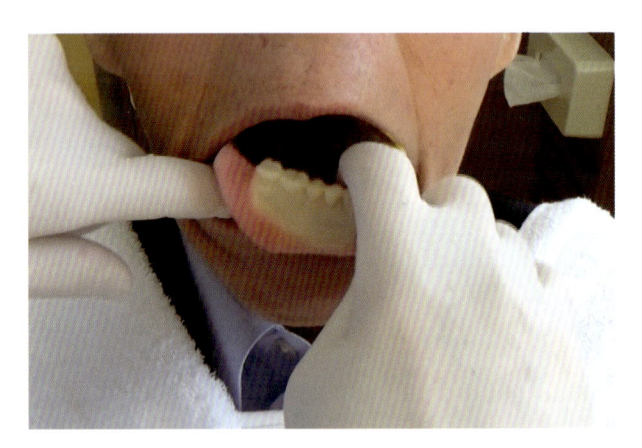

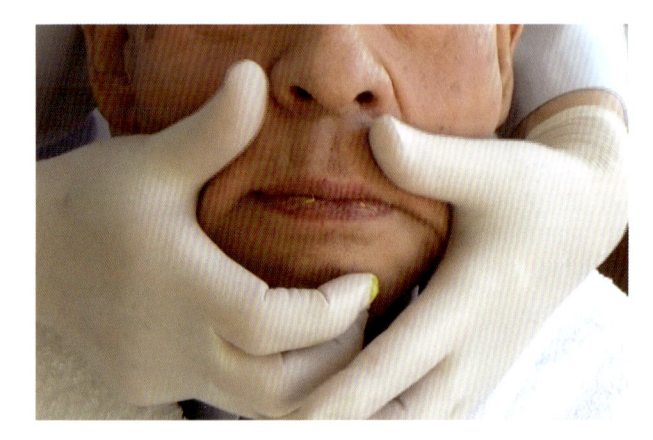

⑱⑲ 上顎に続いて下顎を入れて咬合させ，上顎が適切な位置に収まっていることを確認する．

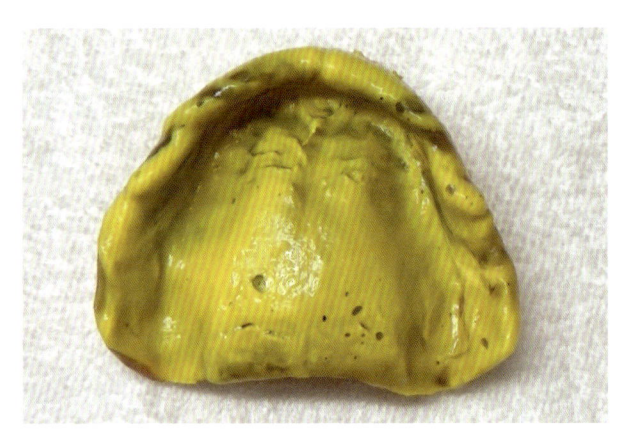

⑳ 上顎印象を先に採得する．

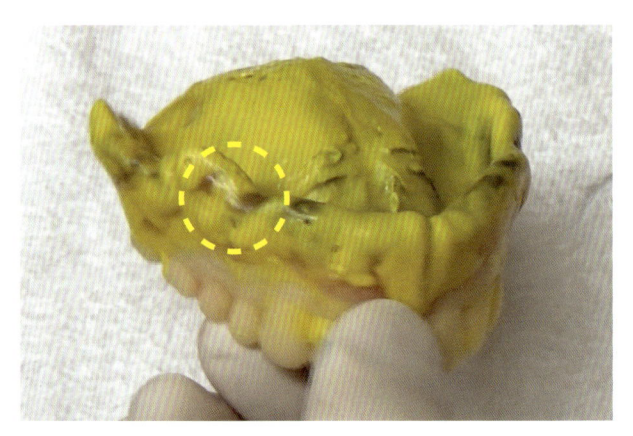

㉑ 辺縁の形が「おやまの法則」を満たしているかを確認する．また，辺縁の印象材が排除されている部位は，辺縁が長過ぎたと考えられる．

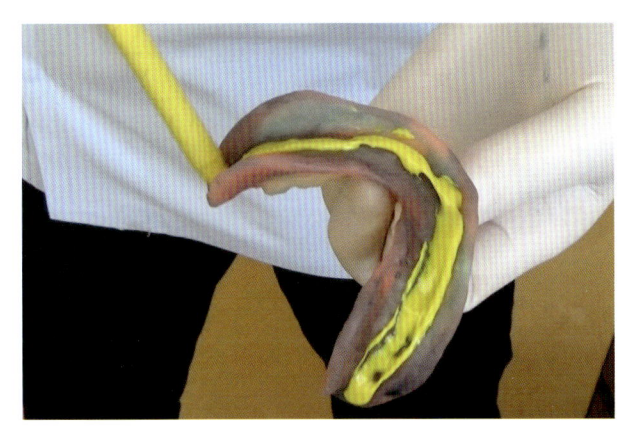

㉒ 上顎印象を口の中に戻し，下顎粘膜面にウォッシュ
タイプの印象材を入れる．

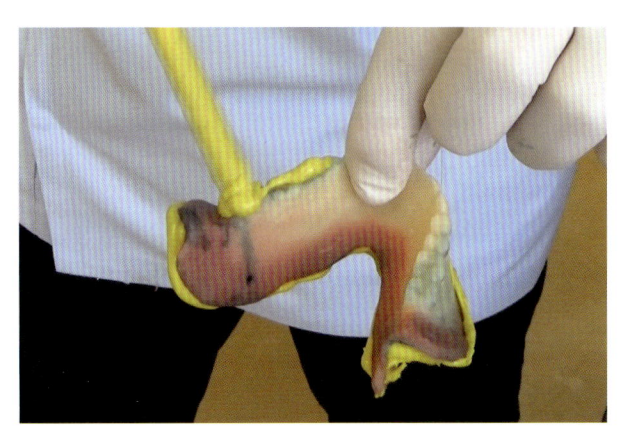

㉓ 咬合関係を明確にするために，咬合面にも印象材を
塗布する．

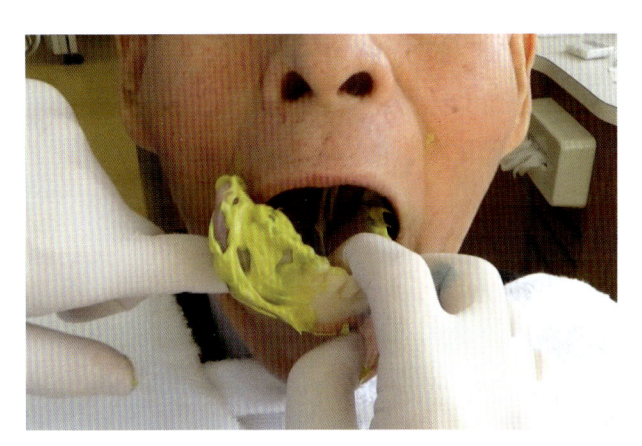

㉔ 下顎を口腔内に挿入する．

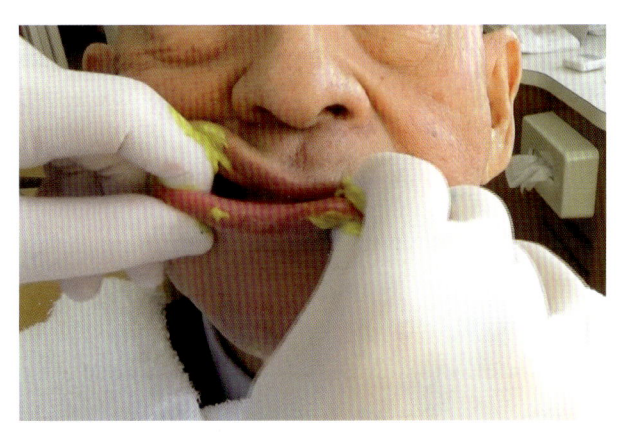

㉕ 辺縁形態はコピーデンチャー改造時に作られている
ので，ここではシリコーン印象材を十分に排除して
いく．

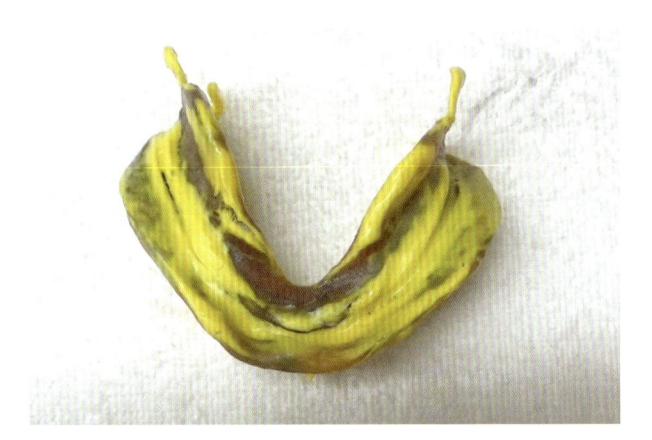

㉖ 義歯粘膜面の印象材が排除され，コピーデンチャー
がむき出しになっている部位をチェックしておく．

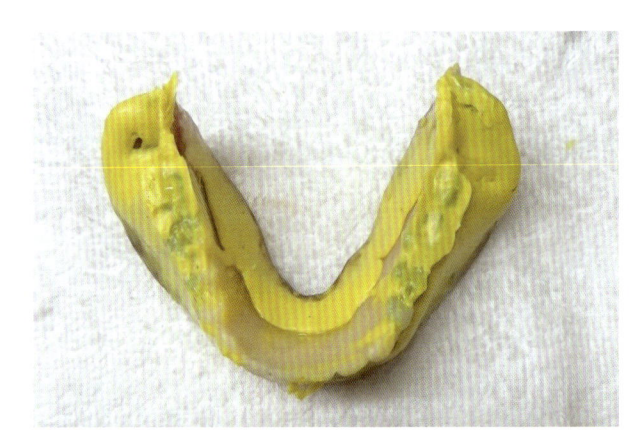

㉗ 咬合面から観察して，舌と頰筋などの周囲組織に囲
まれていることを確認する．

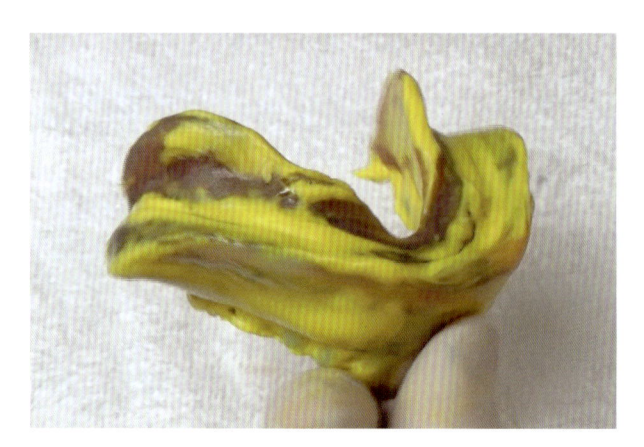

㉘ 左右対称の形になっていることが大切.

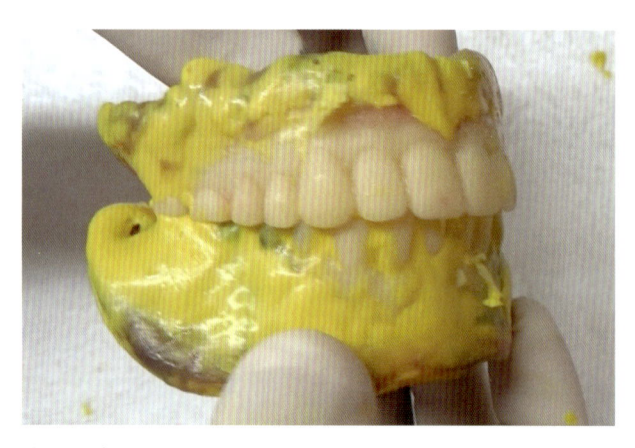

㉙ コピーデンチャーを利用して総義歯を製作する方法の特長は，咬合採得と印象採得が同時に行われていることである.

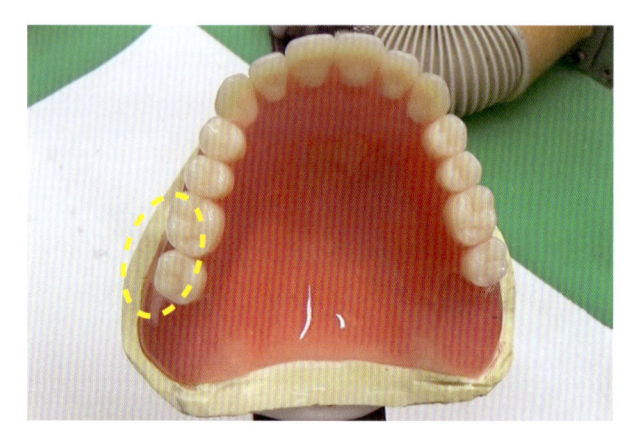

㉚ 人工歯の頬側に床縁がみえることが大切である.

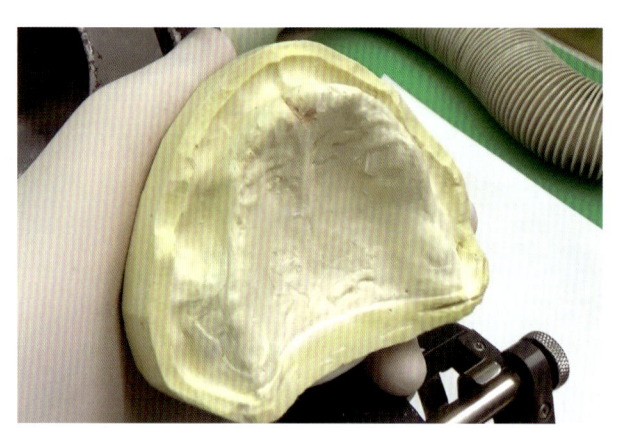

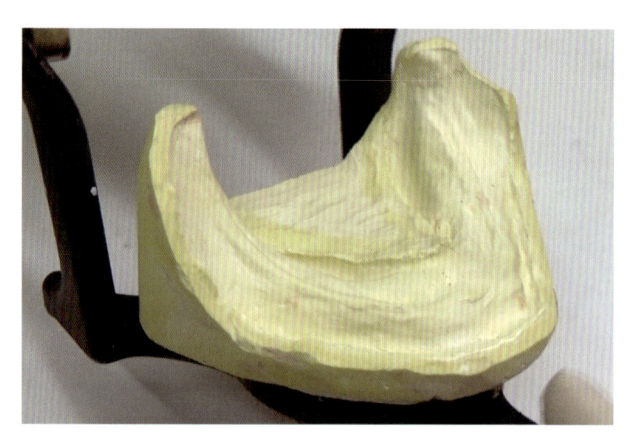

㉛㉜ ボクシングされた模型上で，デンチャースペースが回復されていることを確認する.

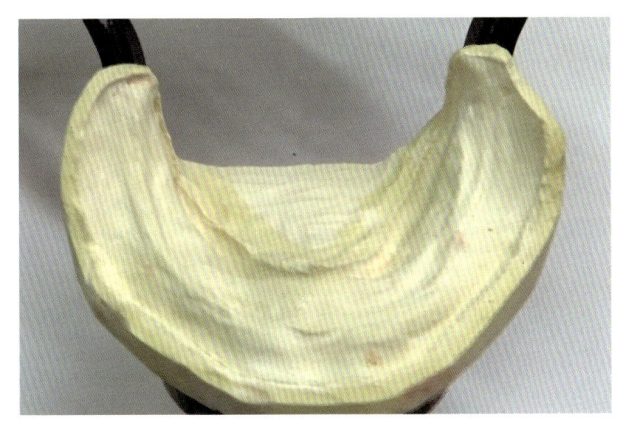

㉝ 口腔内を観察したときに舌側の可動粘膜が顎堤の上に乗り上がっていたのが，排除されている．

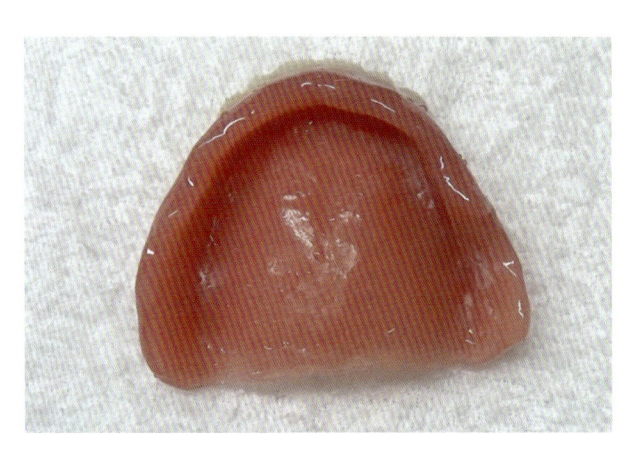

㉞ 完成した上顎義歯．

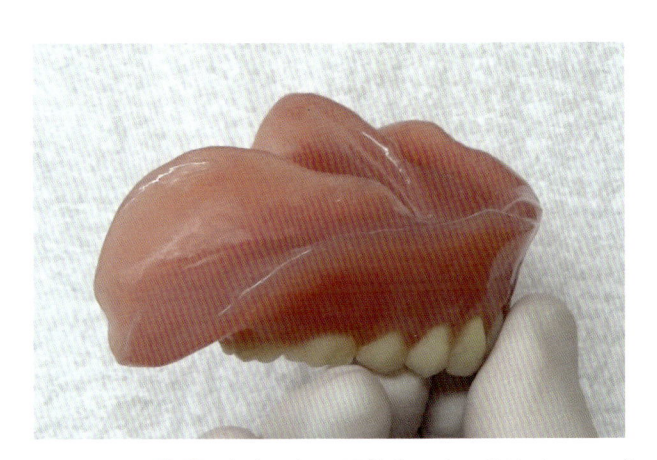
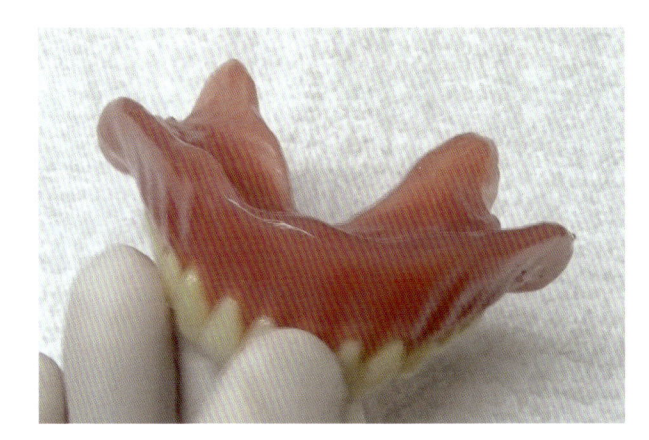

㉟ ㊱ 完成した下顎義歯．上下顎とも，コピーデンチャーをトレーとして印象された形が，そのまま完成義歯の形になっていることが大切である．

▶▶5　新義歯を作る前に知っておきたい12のコツ

　これまでにも，いくつかの本の中で“総義歯製作のコツ”を書かせていただきました．その総まとめとして，ここに“知っておきたい12のコツ”を挙げさせていただきます．すでに他の本でご存じの事柄もあるでしょうが，改めて私の考える総義歯臨床のコツをご覧いただければと思います．

1．総義歯には総義歯の形がある

　私は「総義歯には総義歯の形がある」と考えています．1人の患者さんに対して5人の名人・達人が集まって義歯を作ると，みな同じ形になります．それぞれ作り方は違っても，みな同じ形になってくるのです．それは，名人・達人が義歯の形を知っているからです．

　そして今度は自分が上達してくると，5人の患者さんの義歯を作っていくと，みな同じ形になってきます．

　総義歯臨床のまず第一歩は，総義歯の形を知ることです．

2．おやまの法則を知る

　義歯の辺縁のあり方として，私が「おやまの法則」と呼んでいることがあります．
① 　お：折り返し地点まで（総義歯辺縁は粘膜の折り返し地点にある）
② 　や：やわらかいところで終わる（総義歯辺縁はやわらかいところで終わらなければならない）
③ 　ま：丸みを帯びる（義歯の辺縁は丸みを帯びていなければならない）
という3つの原則です（17頁「One Point Column 5」参照）．

　「折り返し地点までいっているか」については，義歯を口腔内に入れたまま，その辺縁を指でずーっと触っていくと，折り返し地点までいっているか，または不足しているかがよくわかります．上顎のほうが明確にわかるため，まず上顎で感覚を覚えるとよいでしょう．

　「やわらかいところで終わっていなければならない」とは，可動粘膜で終わっていることで，可動粘膜が義歯の辺縁をやわらかく包み込むことによって辺縁が封鎖され，外れなくなります．

　「丸みを帯びていなければならない」とは，丸みを帯びていることにより，そこに粘膜がからみついて封鎖が得られるためです．しかし，上下顎であえて丸みを帯びさせないところがあります．それは，上顎の後縁部と下顎のレトロモラーパッド上縁から舌側におろした線の部分です．この丸みを帯びない場所が，総義歯の設計にも大きく関係してきます．

1	総義歯には総義歯の形がある
2	おやまの法則を知る
3	総義歯の模型に外形線は引かない
4	印象はボディコンにする〜骨の形を採る
5	研磨面ではなく把持面であると考える
6	義歯を押さえる筋肉と外そうとする筋肉がある
7	レトロモラーパッドを覆う
8	咬合平面はカンペル平面と平行にする
9	基本は上下別々に作る
10	中切歯の位置が決まり，咬合平面が決まったら，すべてが決まる
11	臼歯部の頬舌的排列位置はパウンドラインを基準に
12	上顎は顎堤頂の上に排列するわけではない

3．総義歯の模型に外形線は引かない

　パーシャルデンチャーとは異なり，総義歯の模型上に義歯の外形を表す外形線は引きません．総義歯は，印象が採得されたらどこが義歯の辺縁かわかるようにボクシングを行い，それによってできた模型には辺縁の形態や位置が表されているため，そのまま作ることになるのです．すなわち，印象の形がそのまま義歯の形になります．

　しかしここで注意すべきなのは，「おやまの法則」で解説した丸みを帯びさせない部分，すなわち上顎の後縁部と下顎のレトロモラーパッド部です．ここは外形線を引くところです．上顎後縁部は喉の奥まで印象が採れていてもそこまで作るわけではなく，アーラインで決めます．レトロモラーパッド部も同様で，印象はレトロモラーパッド全体が採られていても，その2/3くらいまであれば十分です．

　ただし，アルジネート印象はその性質上どうしても大き過ぎて採られやすく，そのためにアルジネートで採られた印象の下には骨の裏打ちがないことが多いため，アルジネート印象は“外形線を引かない”ということには当てはまりません．

4．印象はボディコンにする〜骨の形を採る

　私は大学を卒業して多く先生方から，多くのことを教わりました．仙台で開業されている阿部晴彦先生からは，「粘膜の印象を採るんじゃない．粘膜をシースルーして

その下にある顎骨の形をみなければダメだ」ということを，横浜市港北区で開業されている加藤武彦先生からは「骨体を採る」と教わりました．加藤先生は，最近では「骨面を採る」といわれるようになり，ご自身の印象がうまく採られているとき「どうだ．骨面印象が採れているだろう」といわれます．私はこれをもっと俗っぽく「ボディコンにする」と表現しています．

「おやまの法則」で，辺縁は折り返し地点にあるということを述べましたが，ただ粘膜が折り返ったところではなく，粘膜を骨に密着させながら（骨面に密着させながら），折り返し地点までもっていくのです．これを加藤武彦先生は「粘膜をアイロンがけする」とも表現しています．

先に，アルジネートで採られた印象には難点があると述べました．顎堤が不動粘膜，すなわち付着歯肉だけでできていれば，アルジネート印象でも，個人トレーを使用して辺縁形成しても，同じ印象が採れます．しかし，顎堤が吸収することによって，顎堤粘膜がほとんど可動粘膜になった場合，アルジネートをトレーの上に盛り上げて大きく印象を採ると，可動粘膜が引っ張られ，粘膜が骨面から離れた形で印象が採れてしまうのです．多くの義歯はアルジネート印象だけで採られているという現状がありますが，そこに難点があるのです．

5. 研磨面ではなく把持面であると考える

人工歯の部分を咬合面といい，そして，義歯の内面は粘膜面といいます．では，人工歯歯頸部から辺縁までの部分を何というでしょうか？　答えは義歯研磨面で，ポリッシングサーフェスを日本語に訳したものであろうと思われます．

仙台の阿部晴彦先生は，「ここを義歯研磨面っていうだろ．でも俺は研磨面って呼んでいないんだ．把持面と呼んでいるんだ．英語でいえばブレーシングサーフェスだな」といっていました．すなわち，義歯は粘膜面の適合だけで維持させるのではなく，頰舌側の把持面で維持安定させるというのです．

特に，大臼歯部の頰舌的な形が大切になってきます．すなわち，義歯粘膜面と顎堤との密着性で維持安定させるのではなく，特に下顎総義歯は，頰筋と舌を中心とした周囲組織により維持されているわけです．

6. 義歯を押さえる筋肉と外そうとする筋肉がある

下顎総義歯は，その周囲組織の義歯を押さえる力によって維持安定していますが，周囲組織には義歯を押さえる筋肉と外そうとする筋肉があります．頰筋や舌は，義歯がそれらの周囲組織を乗せるような形に仕上げることによって維持安定が得られますが，表情筋が集まっているモダイラス部は，義歯を外すような働きをしやすいのです．これらのことを考慮して，はじめに述べた「総義歯の形」が割り出されているのです．

個人それぞれ異なるとはいいながら，表情筋はどの人も同じようなところにあります．その表情筋と義歯の辺縁形態から割り出されたものが「総義歯の形」であり，その形に近づくように義歯を仕上げていくのです．

　下顎総義歯が浮き上がるとき，辺縁が長過ぎるから外されるのか，短過ぎるために辺縁封鎖がなく外れてしまうのか，迷うことがあると思います．そのようなとき，「総義歯の形」ができていなければ，「辺縁封鎖されていないために外れる」と思ったほうがよいし，良い形ができているのに外れるときは，「長過ぎる」「大き過ぎる」と思ったほうがよいでしょう．

7．レトロモラーパッドを覆う

　下顎総義歯を維持安定させるためには，「脱線止め」を作る必要があります．顎堤の吸収がなく，ほとんどが不動粘膜の顎堤ならば，顎堤全体が「脱線止め」になっており，義歯の安定が求められています．しかし，顎堤が吸収すると「脱線止め」がなくなってしまいます．そのような場合でも維持安定を求めるために，レトロモラーパッドまで床を延長するのです．

　どんなに顎堤が吸収しても吸収しないところ，それがレトロモラーパッド部です．下顎総義歯の舌側辺縁は舌小帯の付け根から出発して後方へ，咬合平面に平行に床を延長していくと，どんなに吸収した顎堤でも，レトロモラーパッド部分で持ち上がってきます．そこに舌と頬筋が乗る義歯の形態ができあがります．このことにより，下顎総義歯が維持安定されるのです．

　また，下唇に押されて下顎義歯が後ろに上がってしまうことがあります．このとき，下唇の力を受けないように人工歯を舌側に排列してしまいがちですが，このような患者さんは多くの場合，レトロモラーパッド周囲の義歯辺縁の形態ができていないことが見受けられます．したがって，下顎人工歯を舌側に移動する前に，レトロモラーパッド周囲の義歯の形態を修正すべきでしょう．それをおろそかにして下顎人工歯を移動することは，片足で立ったまま相手の力を受け止め「不安定だ」と嘆いているのと同じです．まず足を踏ん張って，それでも相手の力を受け止められなければ，はじめて人工歯の位置を移動すればよいのです．

8．咬合平面はカンペル平面と平行にする

　咬合平面はカンペル平面に平行にし，そして左右のバランスがとれたものでなくてはなりません．このことができていないと，側方運動に支障が生じ，義歯が「痛い*！*」「外れる*！*」ということが起こってきます．

　また，前方からみて唇が斜めになっていたり，目の位置も左右どちらかに下がっている人がおりますが，その場合はそこを参照せず，カレンダーの前に立ってもらった

り，ブラインドの前に立ってもらって，そこに合わせるとよいでしょう．つまり大地と平行ということです．言い換えれば，正中矢状面と直角ということです．

9．基本は上下別々に作る

　私の総義歯作りの基本は，上下を別々に作っていくことです．

　私は，卒業してから3年間，東京駅の近くの診療室に勤務していました．卒業したてで若かったということもありますが，その3年間でパーシャルデンチャーも含めて，5ケースほどしか義歯を作ったことがありませんでした．

　そこから思い立って北海道の僻地の町立診療所に勤務するようになったのですが，なんとそこでは，義歯のセットなど毎日のようにあるのです．それまでの3年間で義歯のことも学んできたつもりだったのに，いかんせん臨床経験は少ないので，実際にやり始めるとどのようにやってよいかわからず，大変困りました．印象は何とか採るとしても，咬合採得がわかりません．咬合高径などは，高くしても低くしても同じ顔にみえるし，調整などはわけがわからない……．患者さんから「先生，紙を嚙ませて調整みたいのしないんですか？」といわれたくらいです．咬合紙を嚙ませたところで，どこを削ったらよいかわからなかったというのが本音です．横浜の加藤武彦先生が「調子の悪いほとんどの義歯は，採れたとこ印象の，嚙んだとこ中心位の，当たったとこ削合でできているんだぞ」といっていましたが，まさにその通りでした．

　そこで私は，上下を別々に作ることを考えたのです．旧義歯を持っている患者さんならば，下顎の義歯に対して上顎を作り，その上顎に対して下顎の義歯を作るのです．これにより多くの義歯の患者さんをこなすことができるようになりました．

　旧義歯の咬合平面や排列位置がよくないものだと，そのまま新義歯に受け継がれてしまうという難点はありますが，現在はそこに工夫を加え，基本的にはこの上下別々に作るという方法を踏襲しています．

10．中切歯の位置が決まり，咬合平面が決まったら，すべてが決まる

　まず，上顎中切歯の切縁を上唇に合わせます．そして中切歯を排列し，そこにできた前歯部辺縁と切縁の長さのまま鼻聴導線，すなわちカンペル平面に平行に蠟堤を合わせれば，上顎の義歯はできあがってしまいます．すると，自然に上顎の第一大臼歯部の厚みが決まるので，下顎の臼歯部蠟堤の厚みを上顎の厚みと同じにしてしまいます．なぜなら，上下顎大臼歯の歯冠の高さはほぼ同じなため，咬合平面は上顎顎堤と下顎顎堤の真ん中にあるからです．顎堤が吸収している場合は，「顎堤が吸収していなかったとき」を想定して考えますが，このあたりは臨床経験から割り出せます．

　そして，上顎中切歯の排列から上顎前歯が排列され，それに合わせて下顎前歯が排列されると，下顎犬歯の位置が決まります．そこからパウンドラインを基準に下顎臼

① 上顎中切歯の切縁を上唇に合わせる（口腔内で直接排列する）

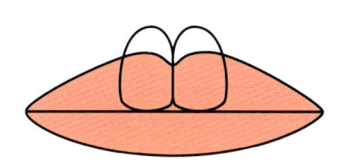

② 鼻聴導線と咬合平面を平行にする

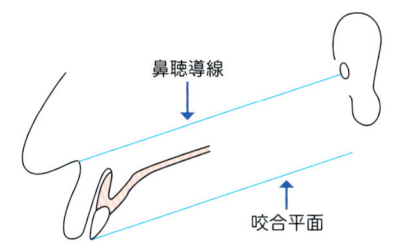

鼻聴導線

咬合平面

③ このことにより，自動的に上顎の厚みが決まる

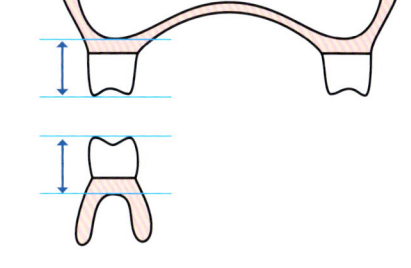

④ 下顎も上顎と同じ厚みにする

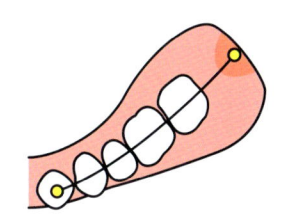

⑤ 3⌣3の排列をして，それに対して3⌣3の排列をすると3|3の位置が決まる

⑥ 3|3の位置が決まると，それを元にパウンドラインが決まる．これによって臼歯部の頬舌的排列位置が決まる

すなわち，中切歯の位置と咬合平面が決まれば，すべてがそれに準じて決まってくる

歯の位置が決まるので，それに対して上顎臼歯の頬舌的排列位置も決まるのです．すなわち，上顎中切歯の位置が決まり，咬合平面が決まれば，上下顎総義歯のすべてが決まるのです．

11. 臼歯部の頬舌的排列位置はパウンドラインを基準に

　本来，「パウンドライン」という言葉はないそうです．Dr.パウンドが自著の中で「臼歯部はこの線を基準として排列しなさい」といっているため，「パウンドライン」と呼ばれているだけのようです．それはともかくとして，臼歯部の頬舌的排列位置はパウンドラインを基準にするとよいでしょう．

　成書によると，パウンドラインは，「下顎犬歯近心隅角とレトロモラーパッドの舌

側面とを結んだ直線で，この線よりも臼歯部人工歯を舌側に排列すると舌房が狭くなり，舌感不良や義歯不安定を起こす」とあります．私はもっと実際的に，下顎犬歯の尖頭とレトロモラーパッドの真ん中（レトロモラーパッドがわかりにくければ，顎堤頂の延長上）を線で結び，そこに下顎臼歯の中央溝がくるように排列しています．

　では，なぜパウンドは「この線を排列の基準にしろ」といったのでしょうか．それは，天然歯がそこにあるから（あったから）なのです．すなわち，現在の総義歯は天然歯の状態を再現しようとしているといえるのです．

12. 上顎は顎堤頂の上に排列するわけではない

　臼歯部人工歯の頬舌的排列位置は，下顎が基準です．

　上顎前歯に合わせて下顎の前歯が排列されると，最後に下顎犬歯の排列位置が決まります．下顎犬歯の位置が決まると，犬歯尖頭とレトロモラーパッドの真ん中（顎堤頂の延長上である）とを線で結びます（舌の側面は丸みを持っているので，それに合わせるように下顎臼歯も少しカーブをつけるように排列したほうがよいでしょう）．この線が私のパウンドラインで，そのライン上に下顎臼歯部人工歯の中央溝がくるように排列していきます（その線を基準とし，実際の排列は上顎から行っていくため，その線上に上顎臼歯の舌側咬頭がくるように排列していきます）．

　これでおわかりいただけるように，下顎大臼歯は顎堤頂上に排列されていますが，上顎は顎堤頂上に排列するわけではありません．上顎顎堤の吸収が進んでいる症例では，顎堤頂を外して（具体的には顎堤頂よりも頬側に）排列されるのです．顎堤が吸収する前の，本来その人の天然歯が植立していた場所に排列するのです．

　「それでは顎堤頂から外れているので，上顎の転覆が起こらないか？」という心配をする向きがありますが，大丈夫．そのために頬側の厚みをつけて（厚くするのではなく，吸収した分をピンクの床で補って），上顎が転覆しないようにするのです．これが，デンチャースペースを回復するということです．

▶▶6　新義歯を作る工程

新義歯の製作は，

①　旧義歯のコピーデンチャーを作る．

②　上顎コピーデンチャーを改造して維持安定を求める．

③　咬合採得を行う．

④　下顎コピーデンチャーの改造を行う．

⑤　上下顎の印象を採る．

というように進めます．

　コピーデンチャーを利用した総義歯製作法では，一次印象は採りません．咬合採得から始める方法なのです．そのため，

①　直接法で上顎の仮床（基礎床）を安定させる．

②　水平的垂直的顎位を下顎咬合面で決める

③　下顎の床縁形態を作る（咬合が先）．

④　そして咬合採得・印象採得を同時に行う．

といった工程になります．

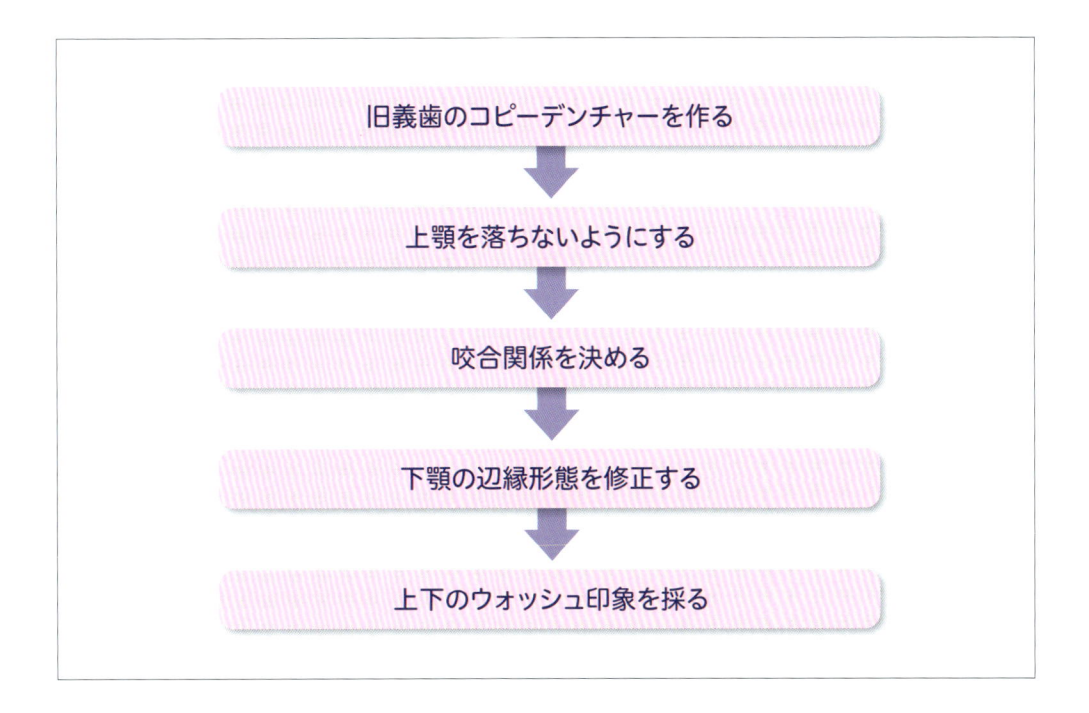

コピーデンチャーの改造，咬合採得，印象採得

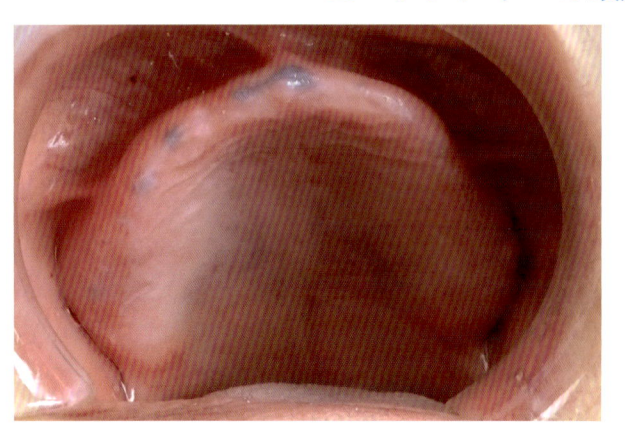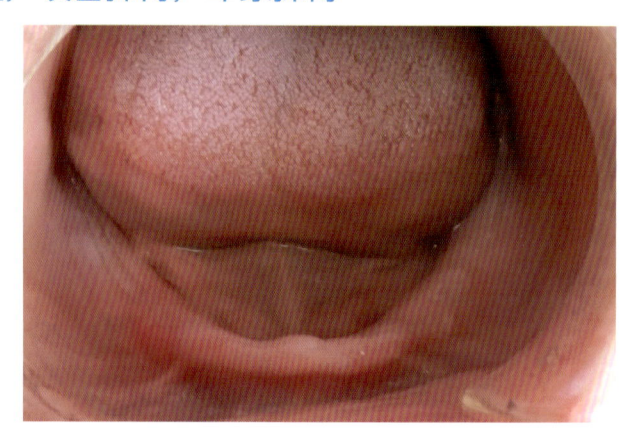

❶❷ 上下顎顎堤は，ともに大きな吸収はみられない．

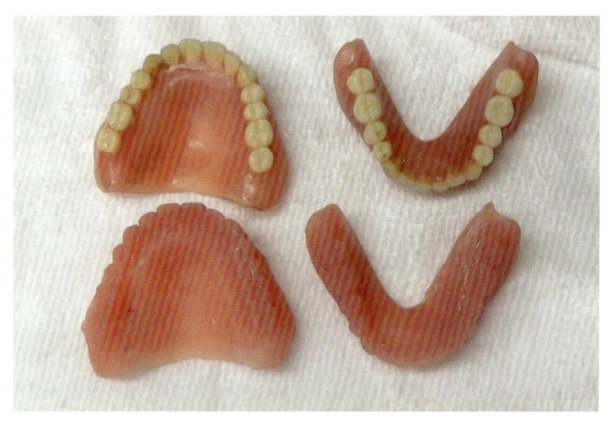

❸ まず行われる作業は，コピーデンチャーを作ることである．コピーデンチャーは一色で作り，咬合堤付き個人トレーとして使用される．

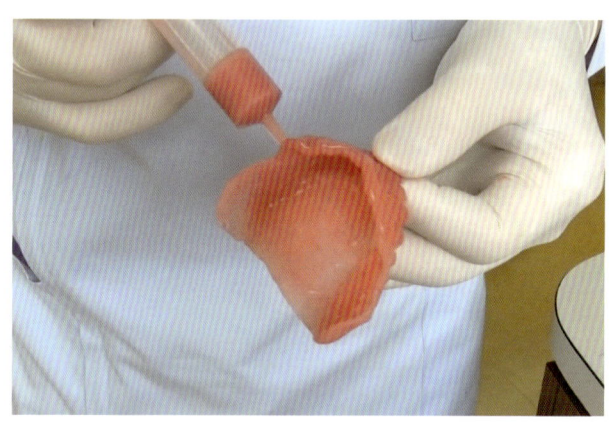

❹ コピーデンチャーによる方法では，アルジネート印象等のいわゆる概形印象というものは行わず，上顎の辺縁の改造から始まる．

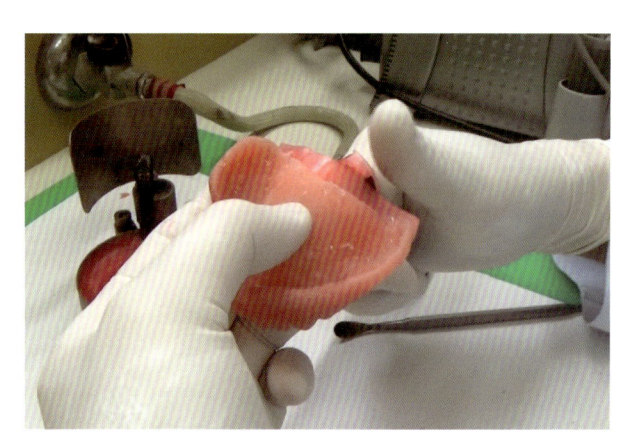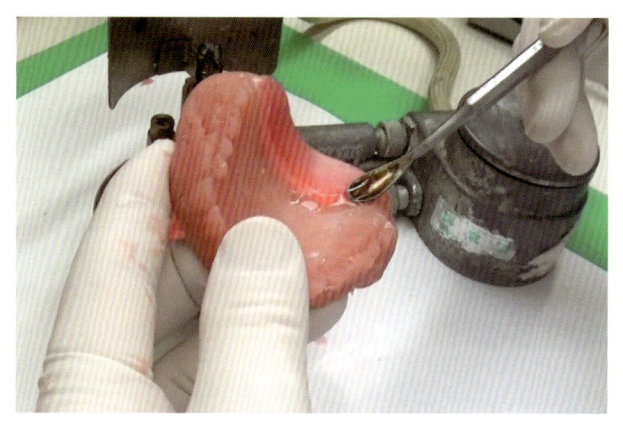

❺❻ 上顎の辺縁を改造すると左右ハミュラーノッチの位置が明確になるので，それを結んで義歯後縁とする．

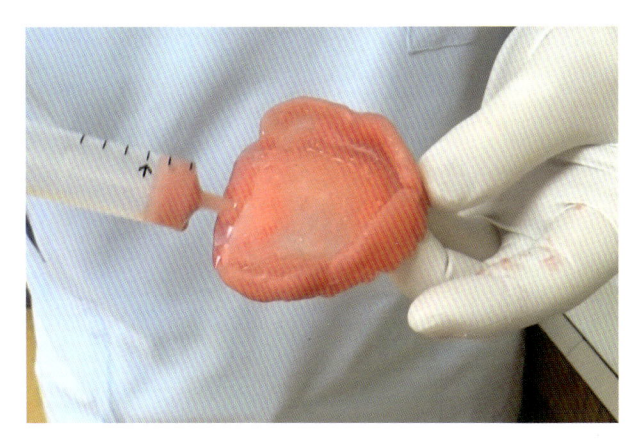

❼ 後縁部にパラフィンワックスをあてがうことにより，レジンが垂れることがないので，すぐ口腔内に挿入する.

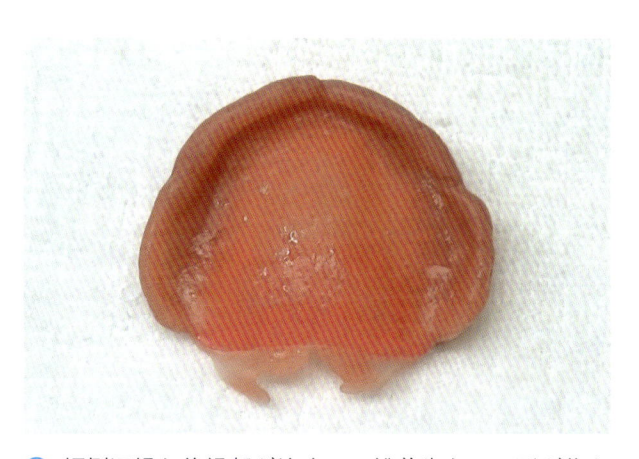

❽ 頬側辺縁と後縁部が決まって総義歯らしい形が作られてくる. これにより，動かない・外れない基礎床ができあがったことになり，この後の下顎の改造の成功につながってくる.

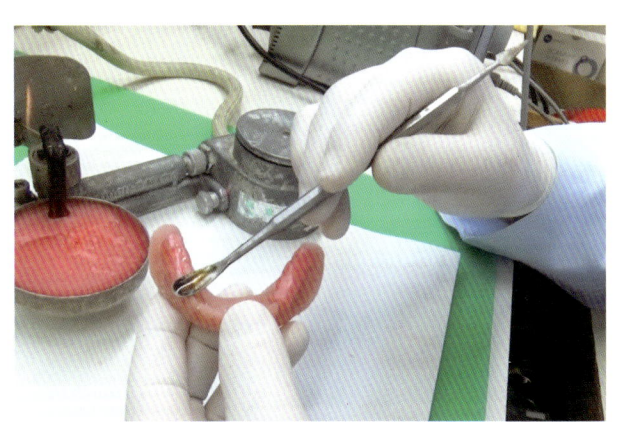

❾ 水平的，垂直的顎位を含め旧義歯の咬合状態に問題があれば，修正のためにまず，下顎の咬合面にパラフィンワックスをつける.

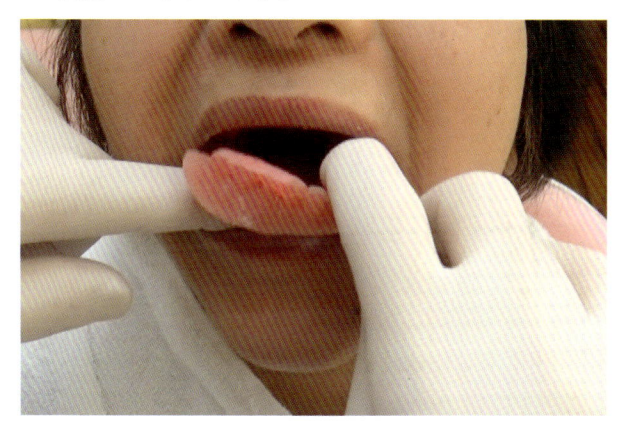

❿ 口腔内に挿入する.

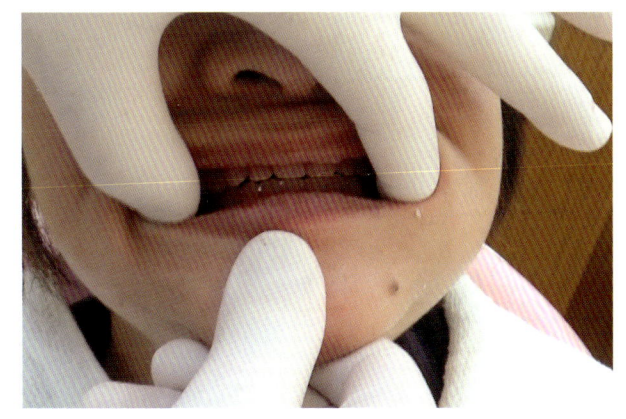

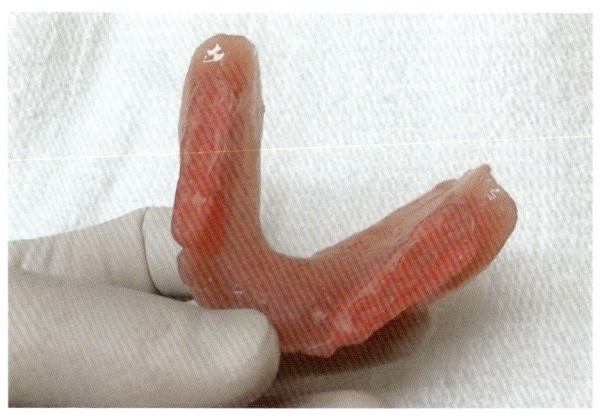

⓫⓬ 挿入後，適切な顎位に誘導する. もちろん，この作業の前に適切な水平的，垂直的顎位の診断が大切である.

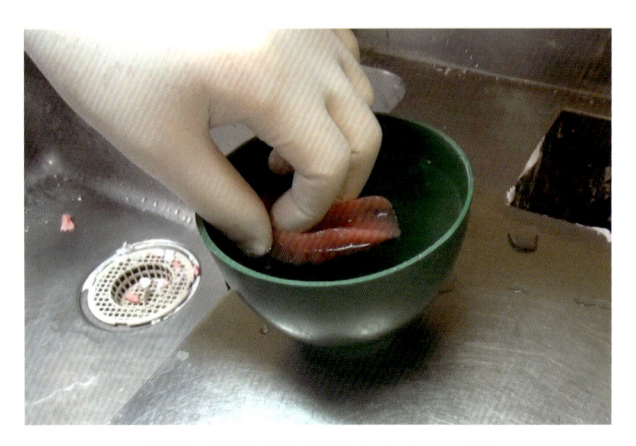 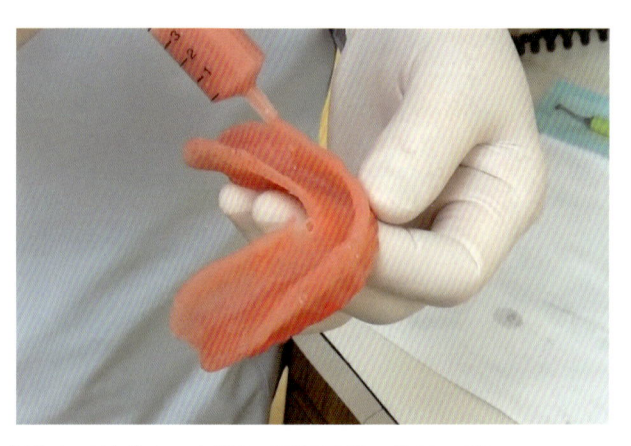

⓭⓮ 顎位が確認されたら，パラフィンワックスを冷水で冷やし，下顎の辺縁形態の修正に移っていく．

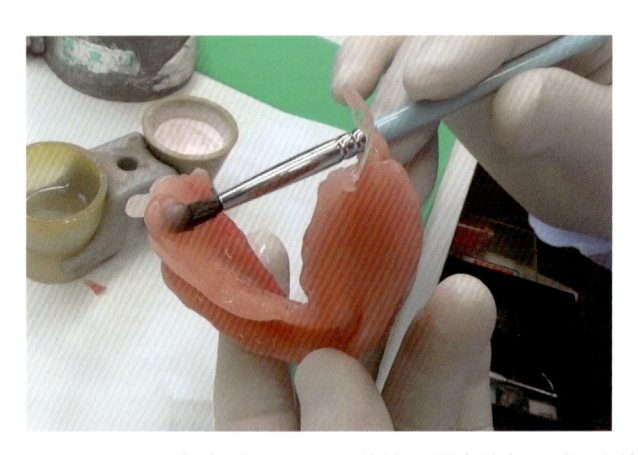 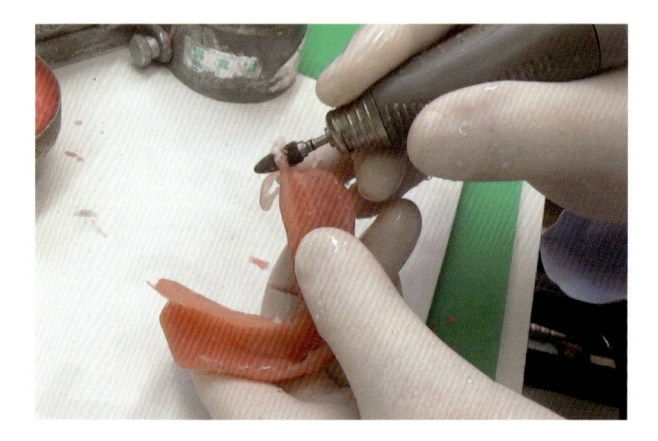

⓯⓰ ときには口腔外で即時重合レジンを使うことも含めながら，直接法で改造していく．

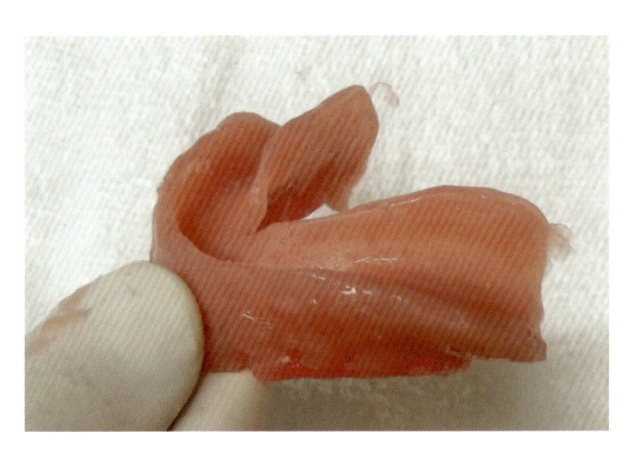

⓱ コピーデンチャーによる方法は，直接法で義歯を作っていくようなものなので，この形態がよいかを確認しながら行えるのが利点である．

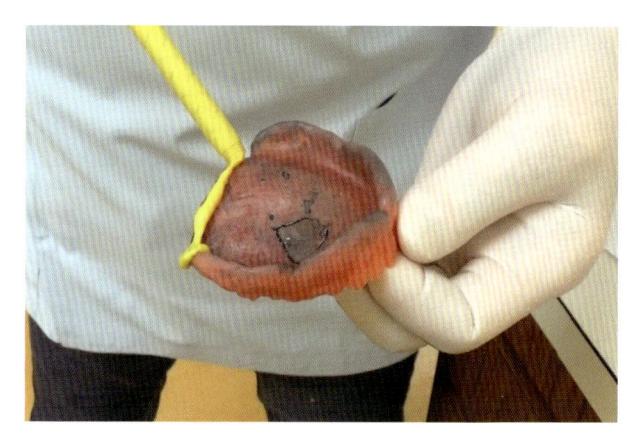
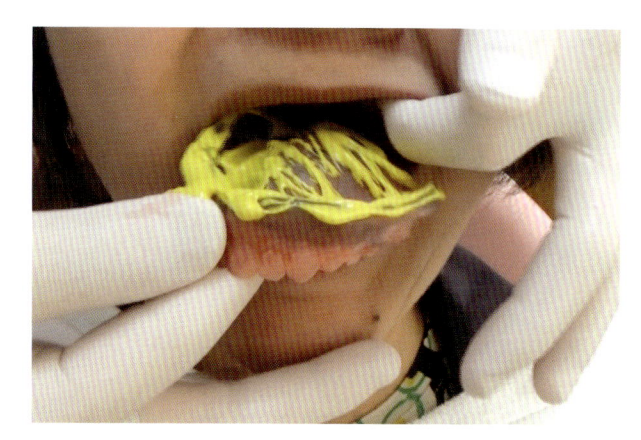

⑱⑲ 改造された上下のコピーデンチャーの形態と咬合が確認されたら，流れのよいシリコーン印象材で印象を採得する．

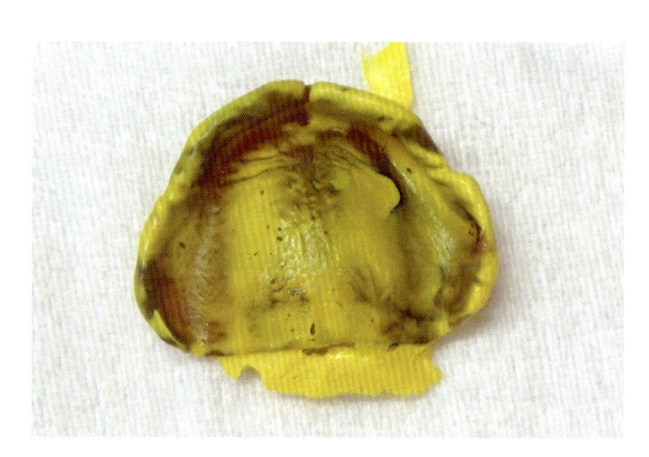
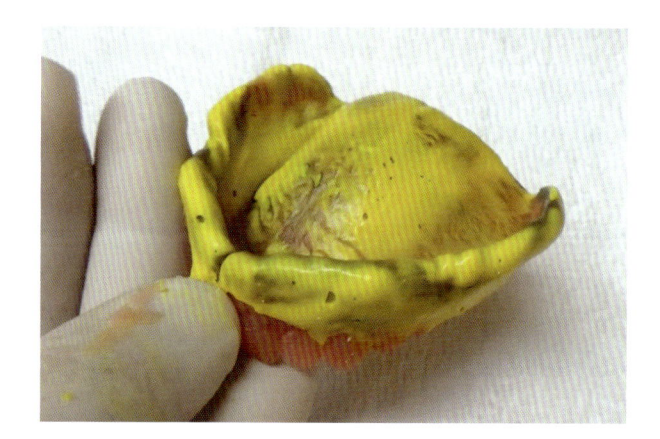

⑳㉑ 下顎と咬合させるようにして，上顎印象を先に採得する．

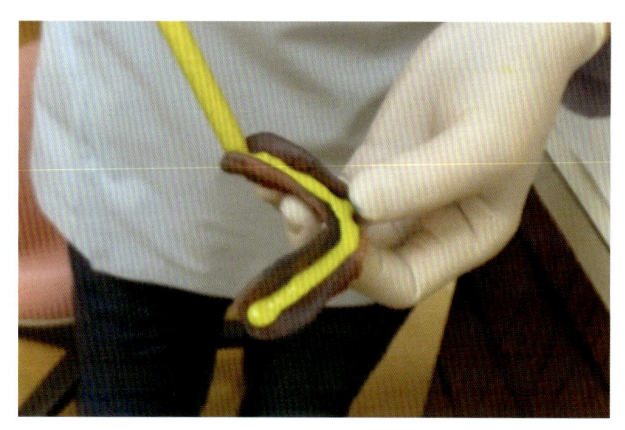
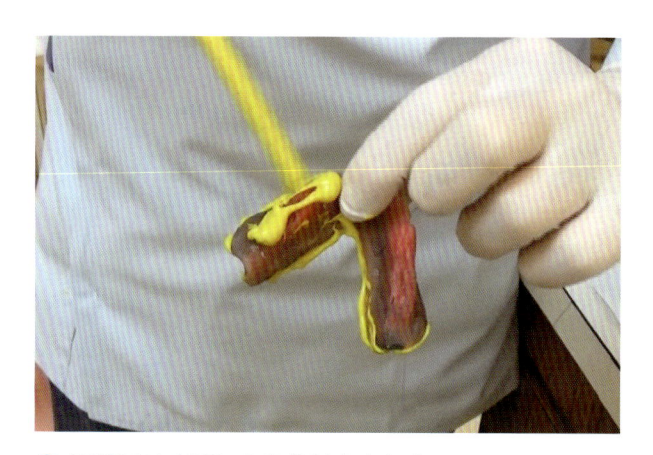

㉒ 先に採得された上顎印象を口腔内に戻し，下顎の印象採得に移る．

㉓ 下顎は咬合面にも印象材をまわす．

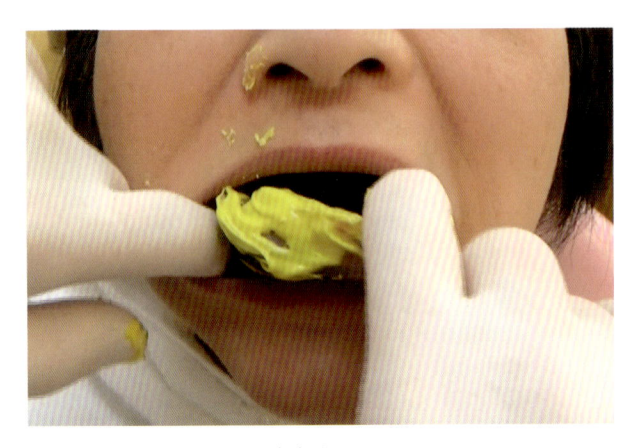

㉔ 口腔内に挿入し，咬合させる．

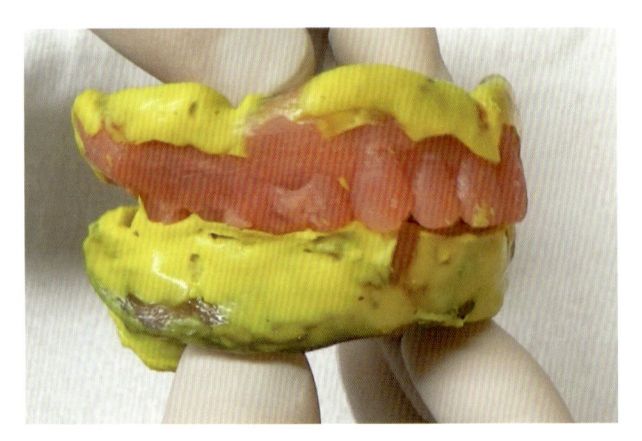

㉕ コピーデンチャーによる方法の特長は，印象採得と咬合採得を同時に行うことである．

One Point Column 8

咬合採得してから印象採得する

　通常，総義歯の製作は，"印象採得→咬合採得→試適→セット"の順序で行われますが，私は印象採得と咬合採得を同時に行うか，または印象採得の前に咬合採得をしたほうがよいと考えています．

　一般的に，個人トレー印象を行うときには辺縁形成をしますが，実は個人トレーは出し入れをするたびに異なった場所に位置することが多く，特に下顎顎堤の吸収が進んでいる場合はこれが顕著になります．また，先に印象採得を行う方法では，咬合採得のときに蝋堤を軟化して口腔内で咬合させますが，そのときに下顎の顎堤が浮いてしまうことがよくあり，それに気がつかないためにエラーが発生することがあります．特に顎堤の吸収が進んでいる場合は顕著に起こりやすくなります．そのため，せっかく行った辺縁形成がめちゃくちゃなものになってしまうのです．そういう意味からすると，かえって1回で採るアルジネート印象のほうがよいといえます．

　そこで咬合採得を先に行うのです．そののちに印象採得を行えば，ここで起こるテクニックエラーを防ぐことができます．特に下顎の総義歯においては，印象採得の前に咬合採得をしたほうがよいでしょう．

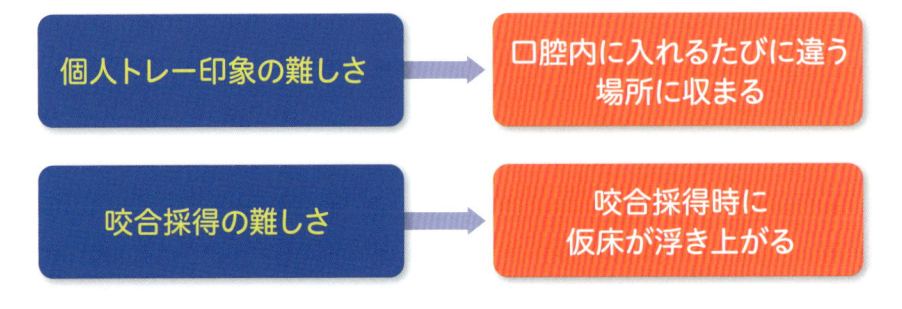

ボクシングと咬合器への付着

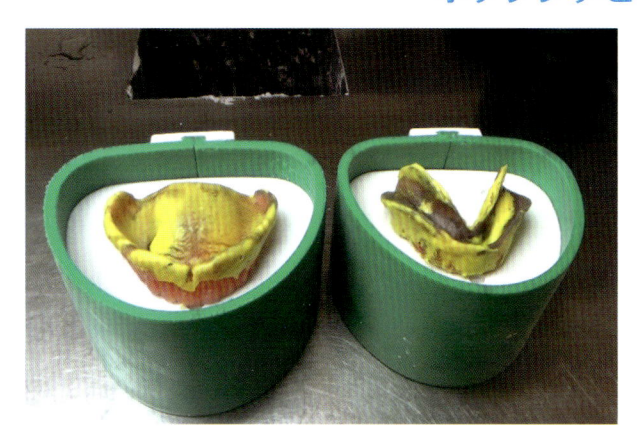

❶ 採得された印象がそのまま総義歯の形態となるようにボクシングを行う.

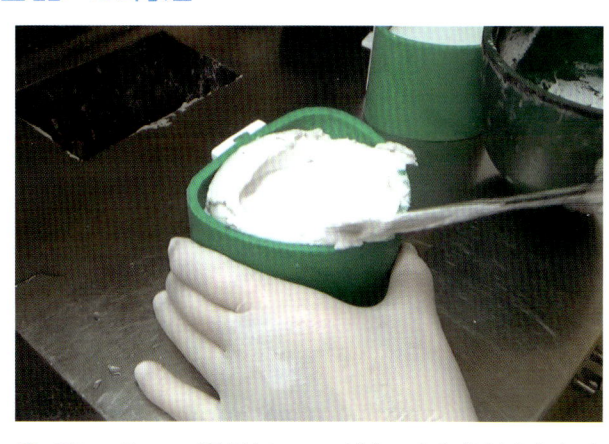

❷ CD フラスコ（松風）にアルジネート印象材を入れる.

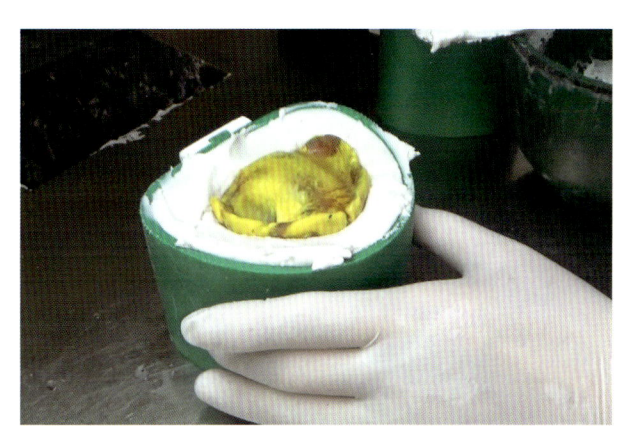

❸ 辺縁を残し，咬合面からアルジネート印象材に押し付けるように埋める.

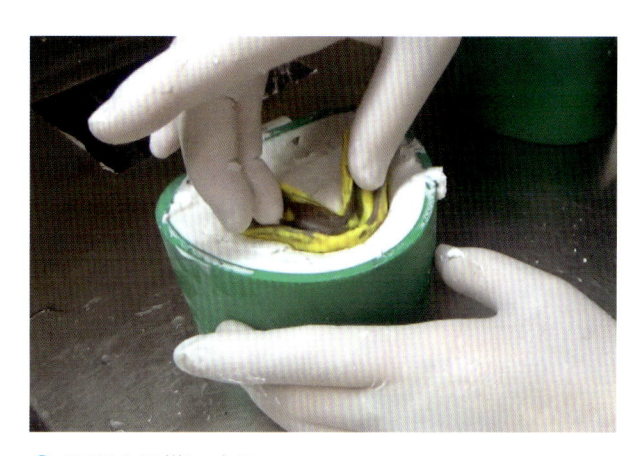

❹ 下顎も同様にする.

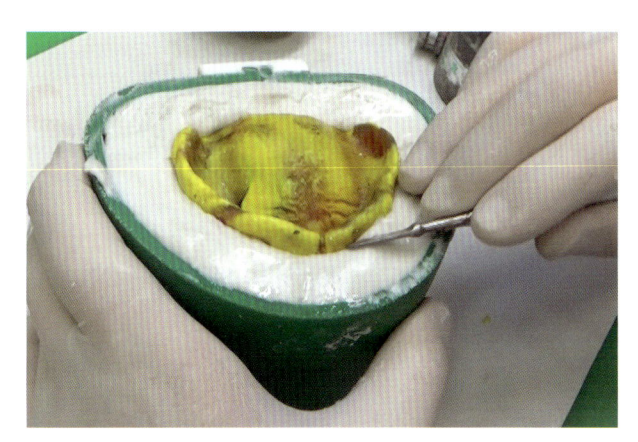

❺ 印象の辺縁が完成義歯の辺縁になるように，辺縁をしっかりと出す.

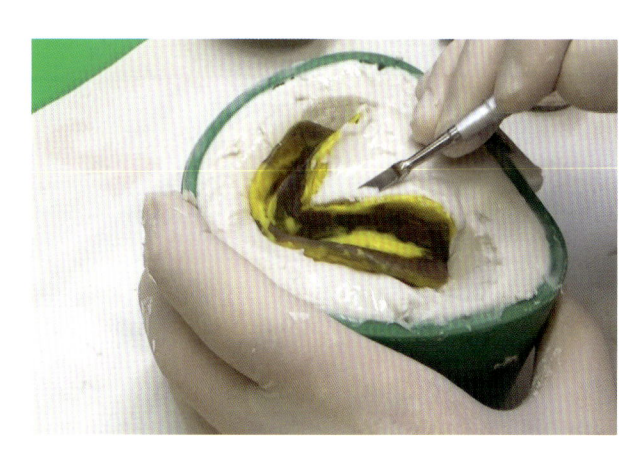

❻ 下顎も上顎と同様にする.

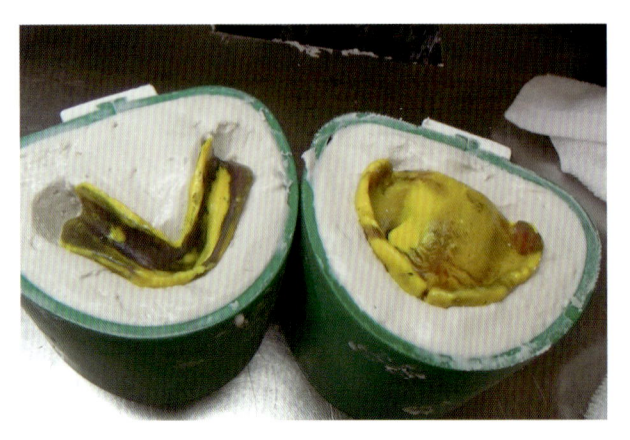

❼ 上下印象の辺縁がしっかりと出ていることを確認する.

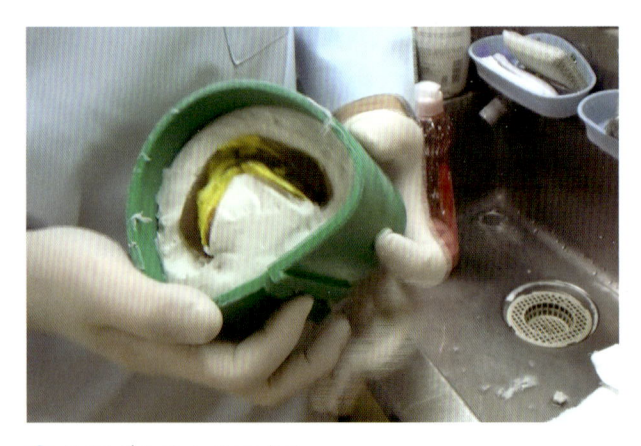

❽ 下にずらすようにする.

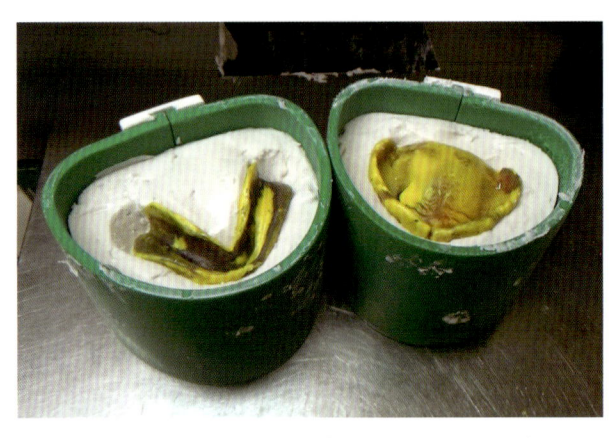

❾ ボクシングが終わり，石膏を注入する準備ができあがる.

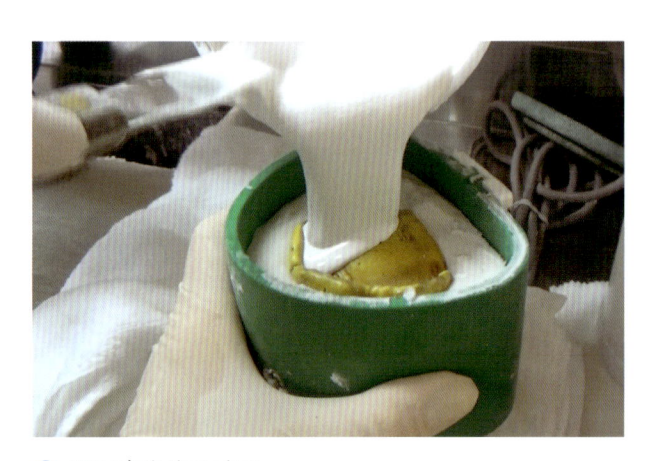

❿ 硬石膏を注入する.

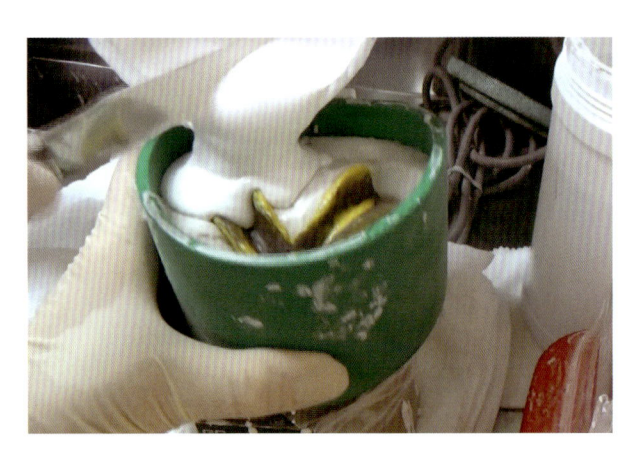

⓫ 下顎も同様にする.

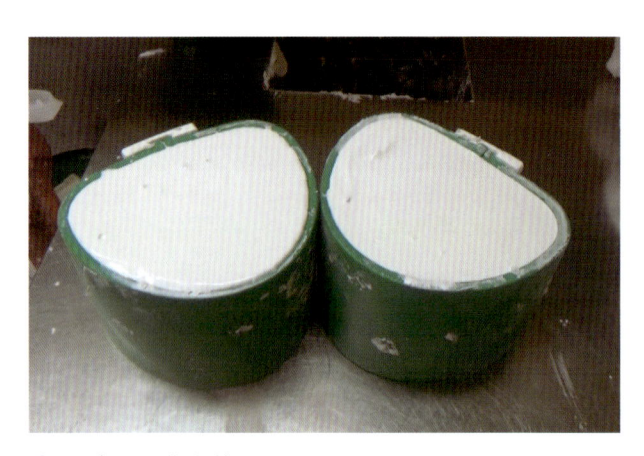

⓬ 石膏の硬化を待つ.

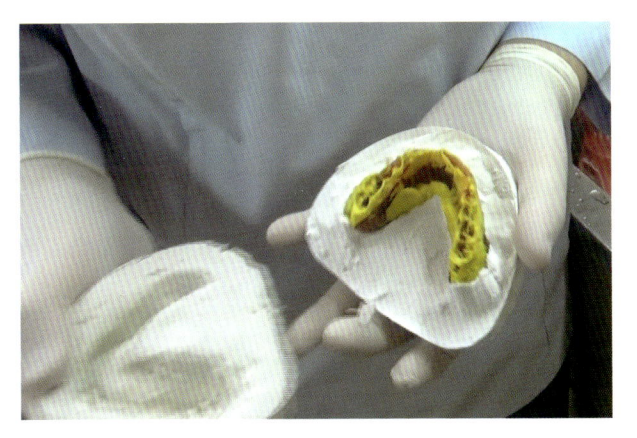

⑬ フラスコの枠を外し，アルジネート印象材をとると，コピーデンチャーに石膏がついたものができあがる．

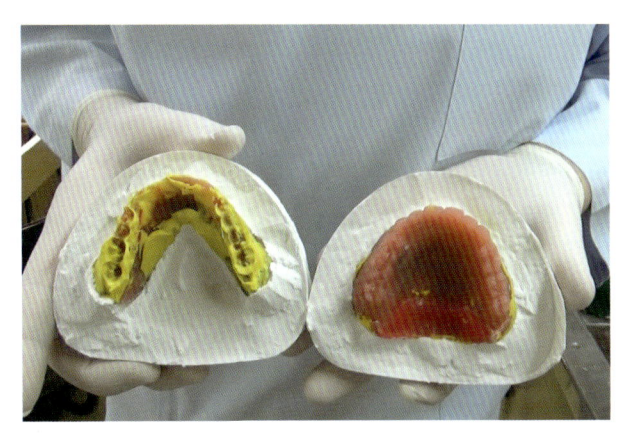

⑭ このままでは，石膏模型が大き過ぎる．

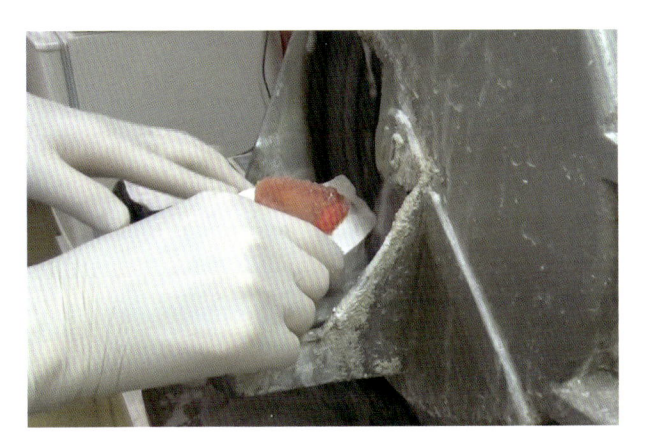

⑮ トリーマーにかけ，周囲1cmほどの厚みを残す．

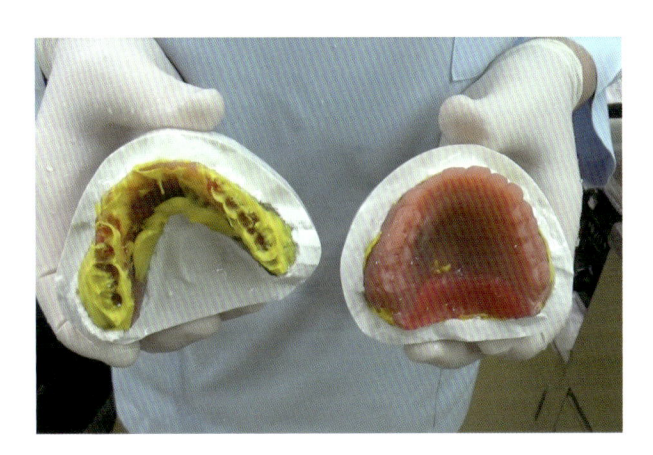

⑯ これで模型を咬合器に付着する準備ができあがった．

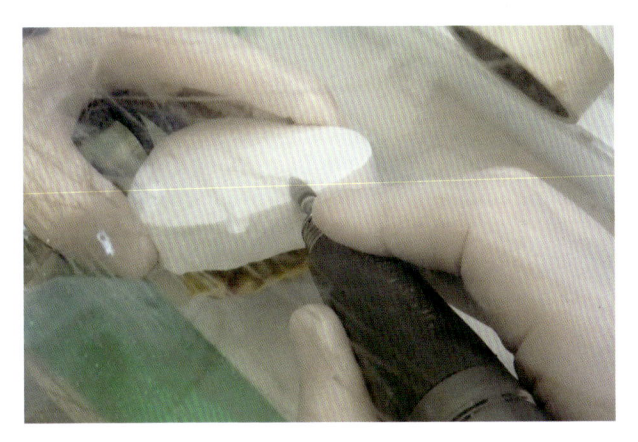

⑰ 咬合器付着のために，模型の底面にスプリットキャストをつける．

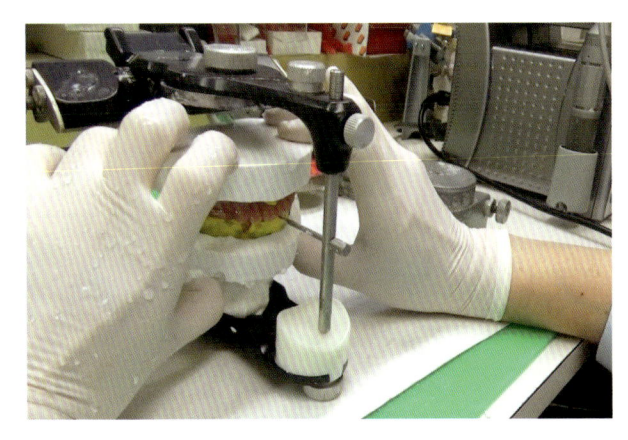

⑱ 咬合器の真ん中に下顎から付着していく．

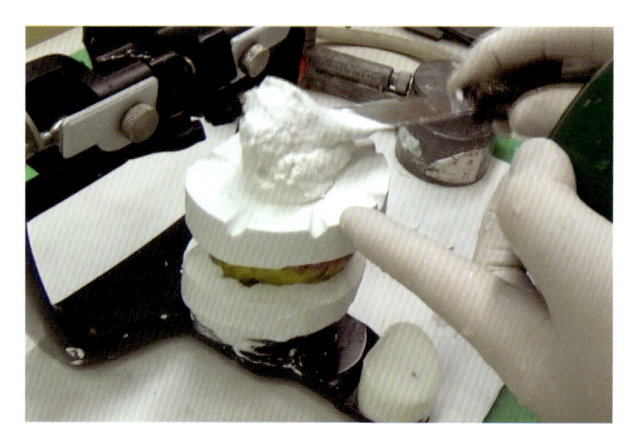

⑲ 次に上顎を咬合器に付着する.

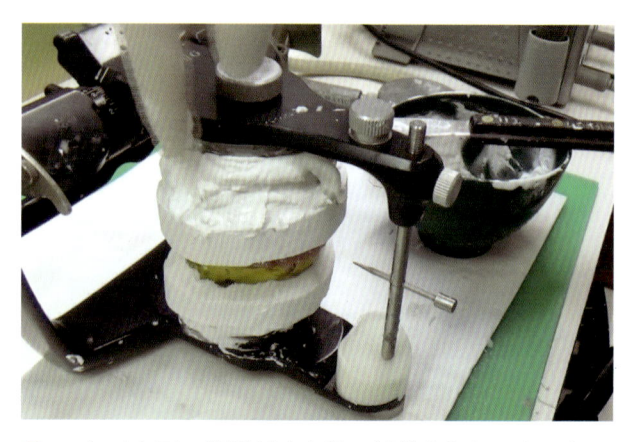

⑳ これで上下の模型が咬合器に付着されたことになる.

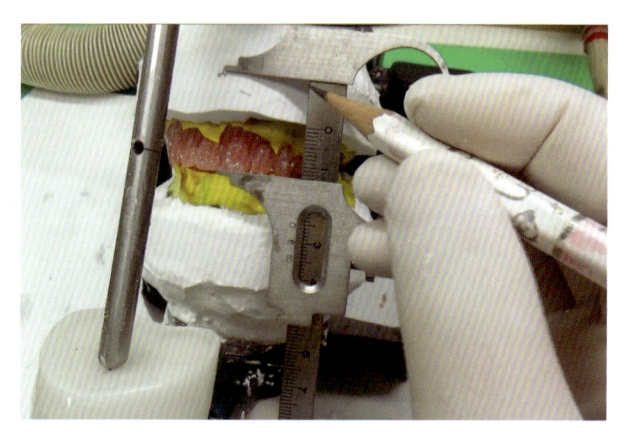

㉑ ノギスを使い，上顎の切縁から2.5cmのところに印をつける.

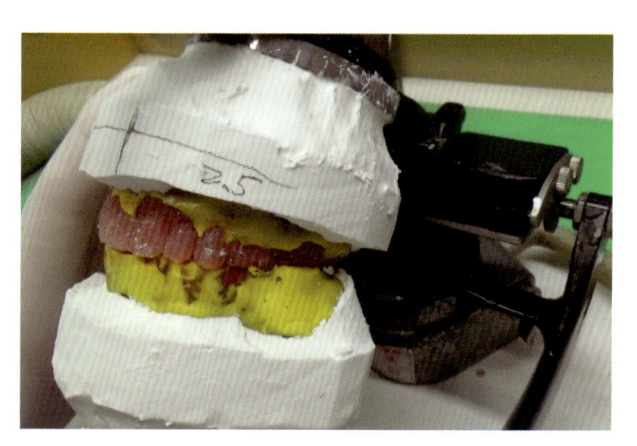

㉒ コピーデンチャーの切縁と平行のところに線を引き，正中も書き入れる.

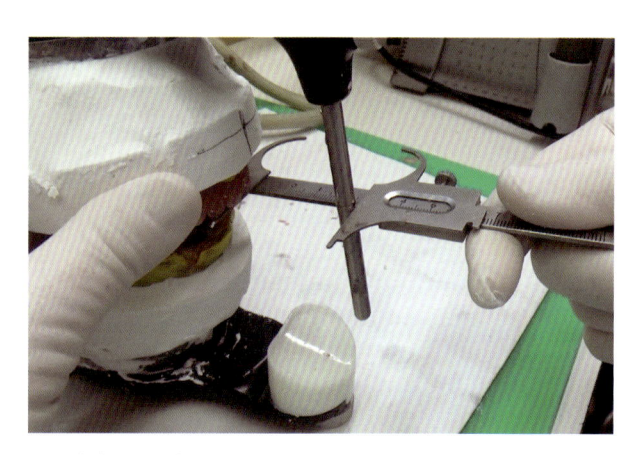

㉓ 咬合器のピンから切縁までの距離も計測しておく.

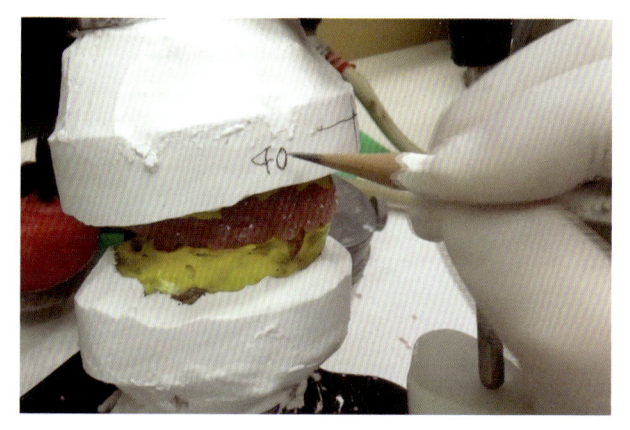

㉔ この症例ではちょうど40mmであった．2.5cmとこの40mmを参考に人工歯の排列を行っていく.

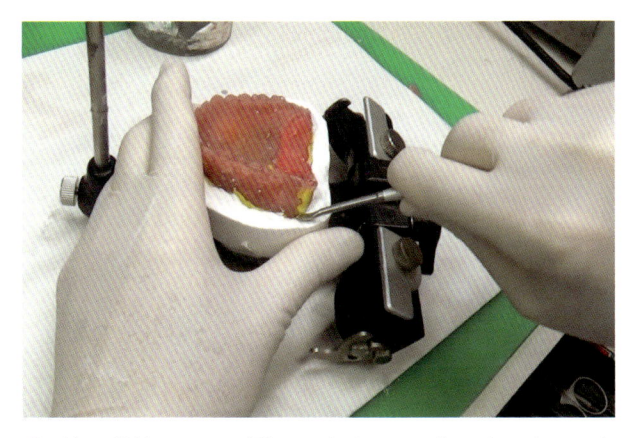

㉕ 線と数値の記入が終わったら，コピーデンチャーを模型から外していく．

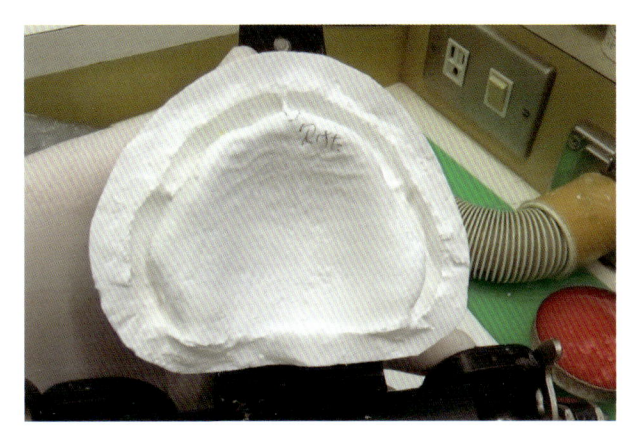

㉖ 上顎の印象が採得されている．

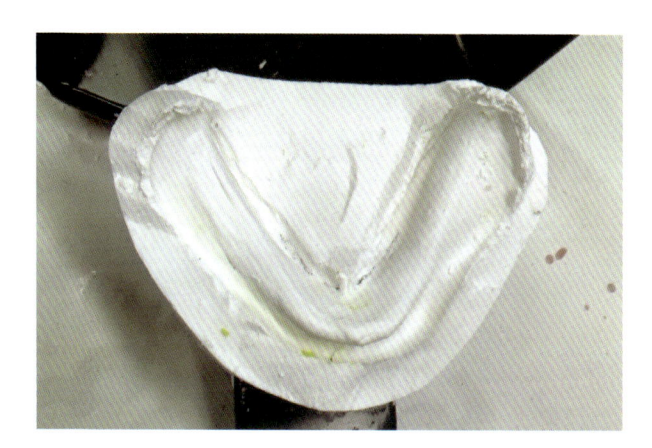

㉗ 下顎の印象が採得されている．

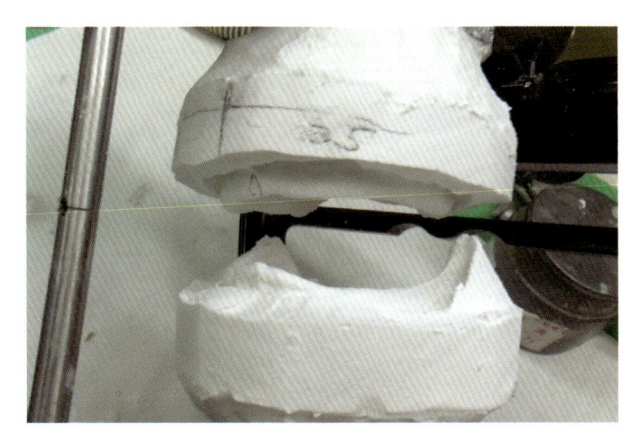

㉘ この咬合器上で，人工歯を排列していく．

人工歯の排列

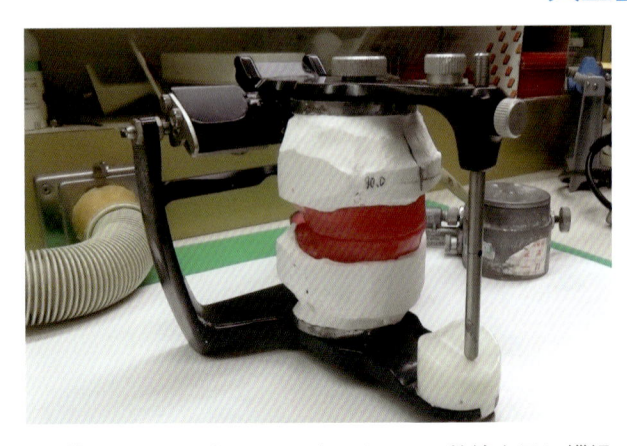

❶ 模型に記入した 2.5cm と 40mm の数値を元に蠟堤を作製する.

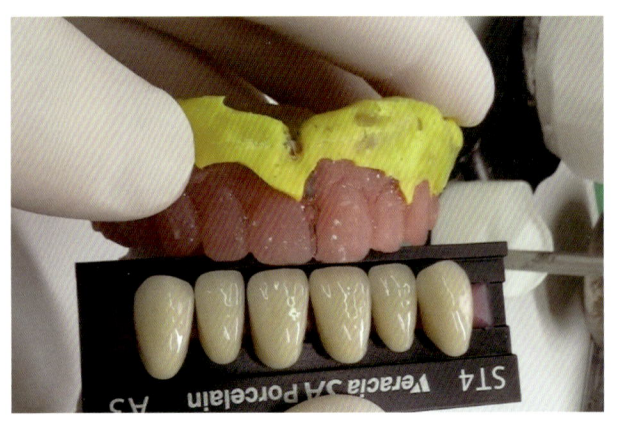

❷ コピーデンチャーを参考にして人工歯を選択する.

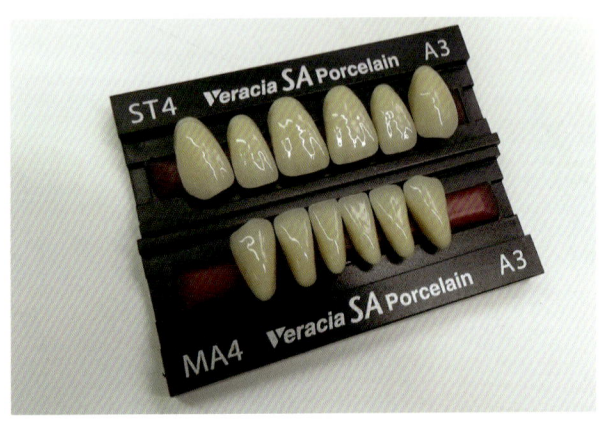

❸ 人工歯の色は，いつも A3 である.

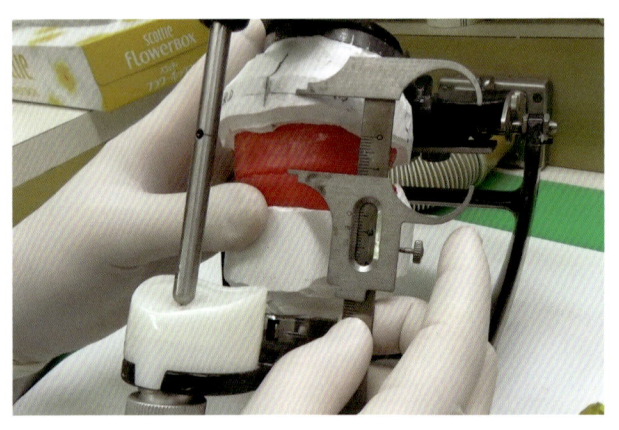

❹ 模型に記入した数値のとおりに蠟堤ができているかを確認する.

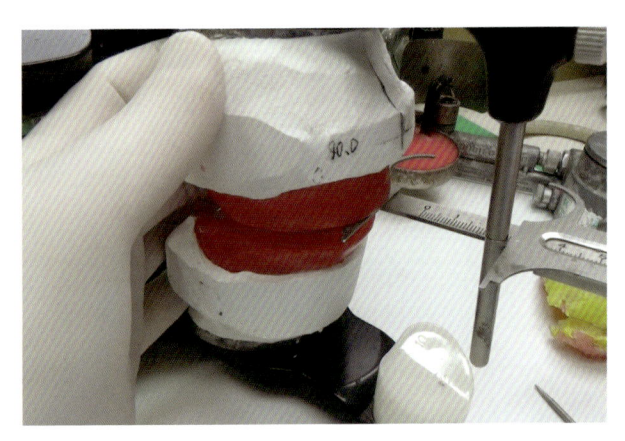

❺ ピンからの距離も確認する.

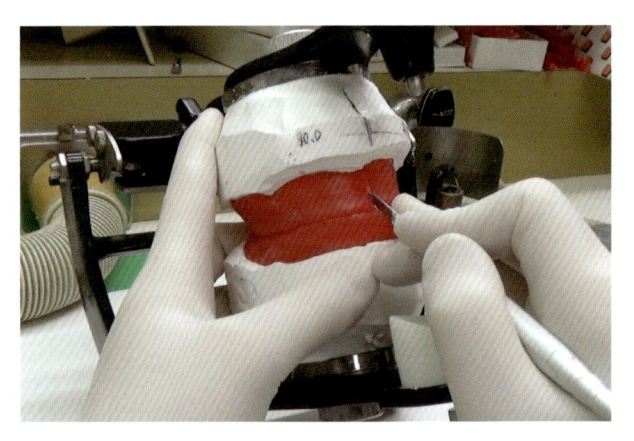

❻ まず，正中線を記入する.

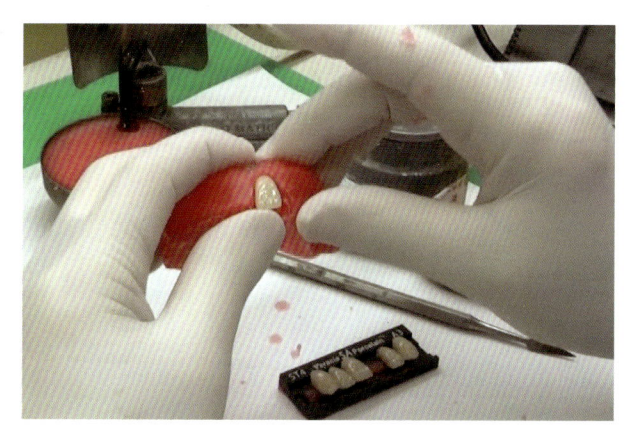 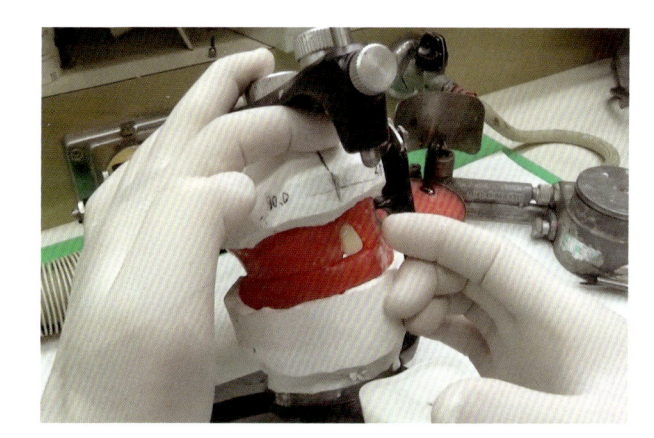

❼❽ 蝋堤は模型に記入した数値を参考に作られているので，それに従えばコピーデンチャー
　　　と同じ位置に排列される．

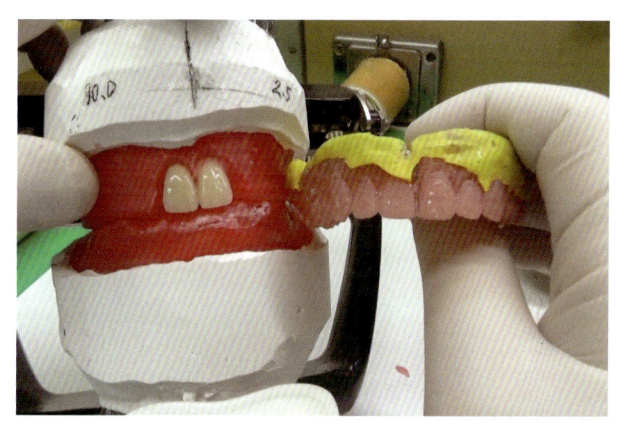

❾ コピーデンチャーを参考にしながら排列していく．

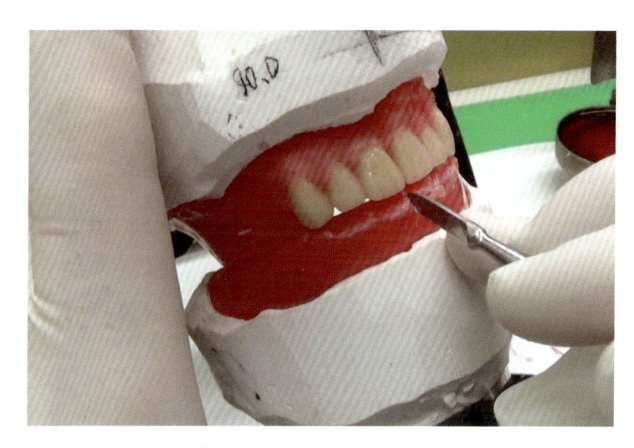

❿ 上顎の排列が終わったら，下顎に正中を記入する．

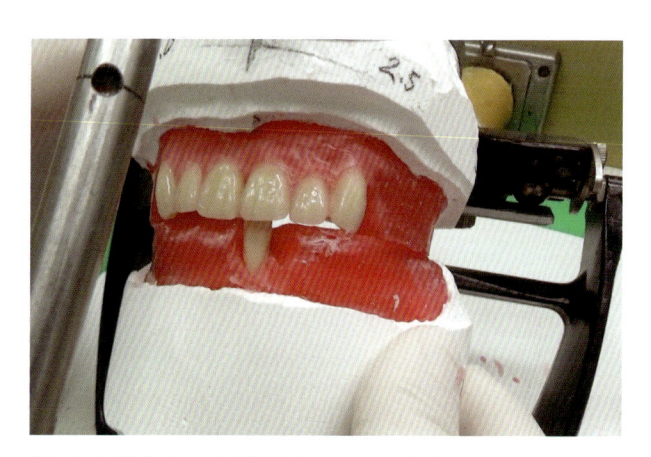

⓫ 上下顎前歯の位置関係は，この位とする．

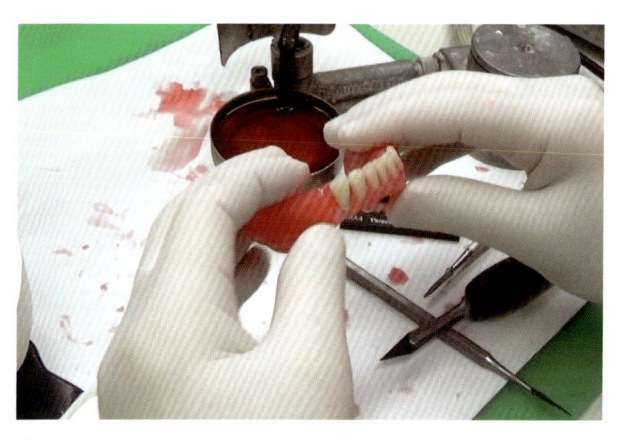

⓬ 最後に $\overline{3|}$ を排列し，上下前歯の排列が終了する．

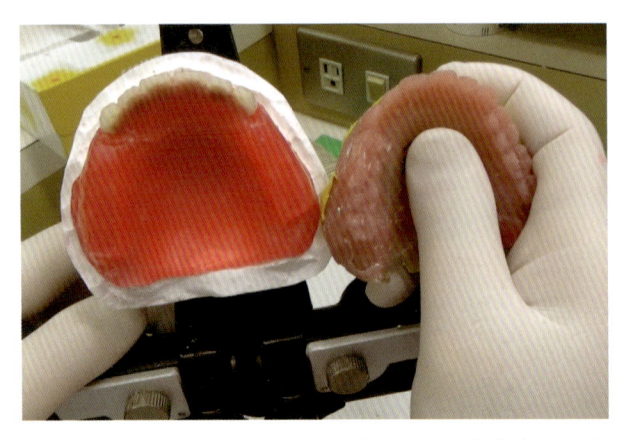

⑬ 歯列弓のアーチも，コピーデンチャーを参考にしながら排列する．

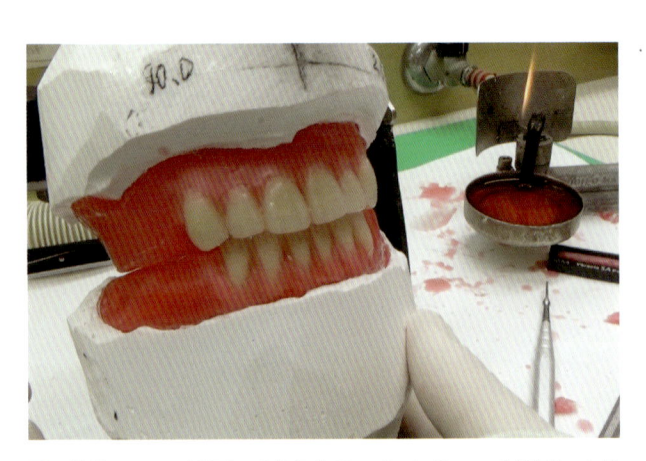

⑭ 前歯のみの排列で試適することも多い．試適して前歯の位置が悪いと，臼歯も全部修正しなければならなくなるからである．

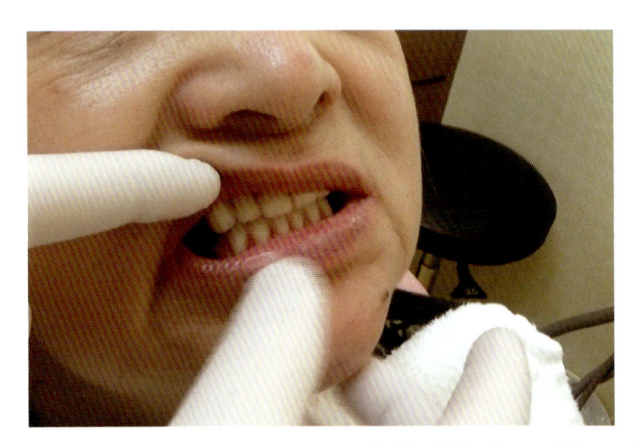

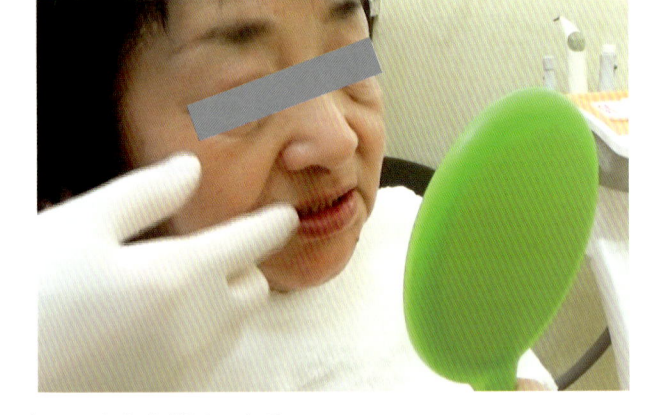

⑮⑯ 試適時は，前歯の感じをみてもらうだけである．

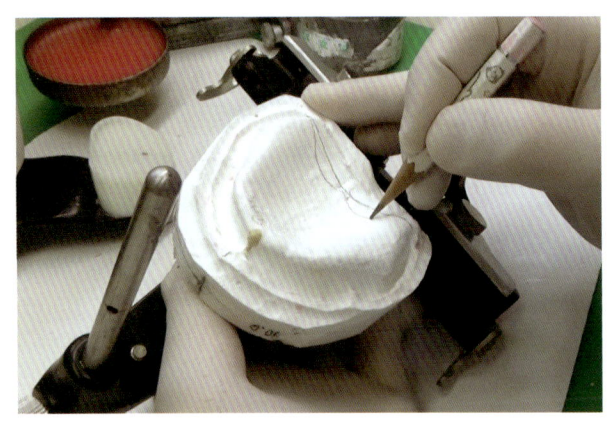

⑰ 口蓋小窩とアーラインを参考に，ポストダムの位置を決める．

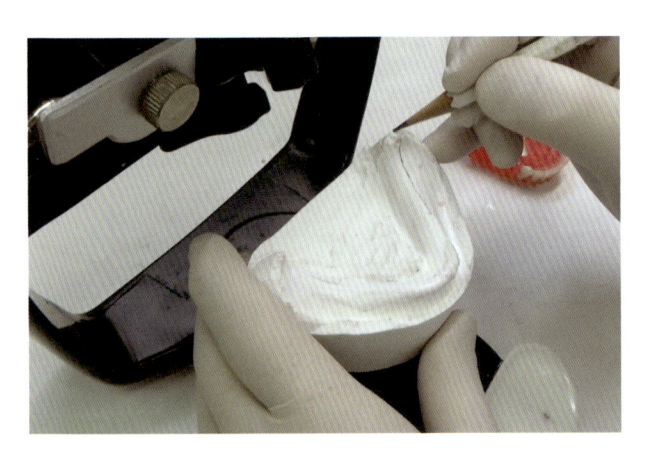

⑱ 臼歯部の頬舌的排列位置は，パウンドラインを参考に決めていく．まず顎堤頂の延長上であるレトロモラーパッドの真ん中に線を引く．

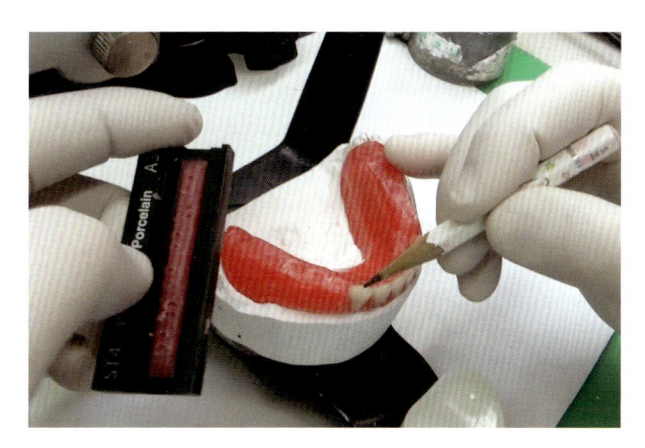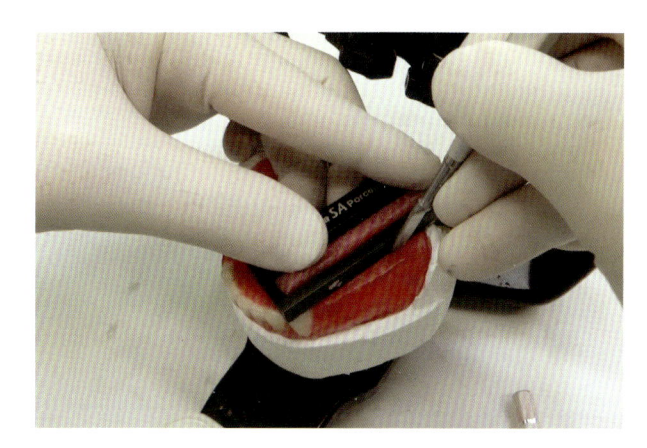

⑲⑳ 下顎犬歯の尖頭とレトロモラーパッドの真ん中を結んだ線をパウンドラインとする.

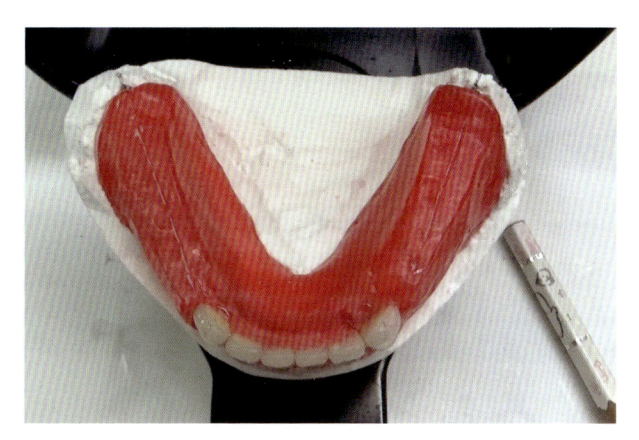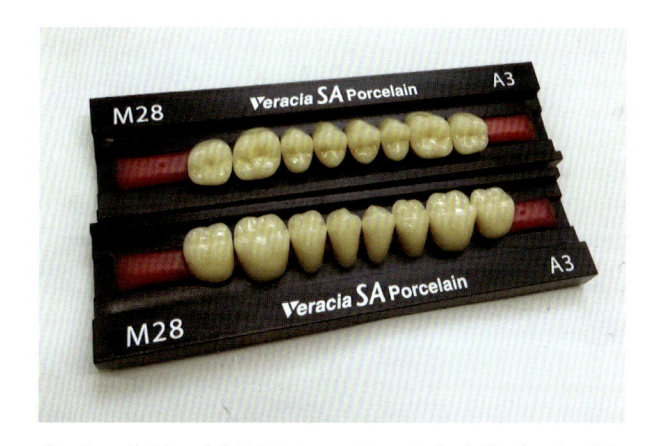

㉑ パウンドラインに下顎臼歯の中央溝がくるように排列する.

㉒ 人工歯は，女性用として 28 の臼歯を選ぶことが多い．男性は 30 である.

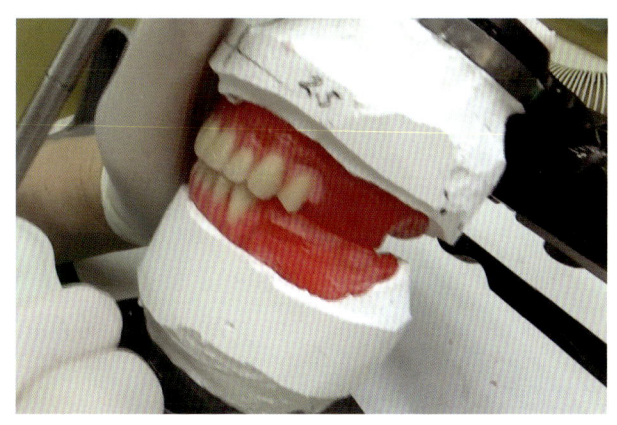

㉓ 上顎はパウンドライン上に臼歯の舌側咬頭がくるように排列していく.

50

参考症例：フラビーガムに対するコピーデンチャーでの対応

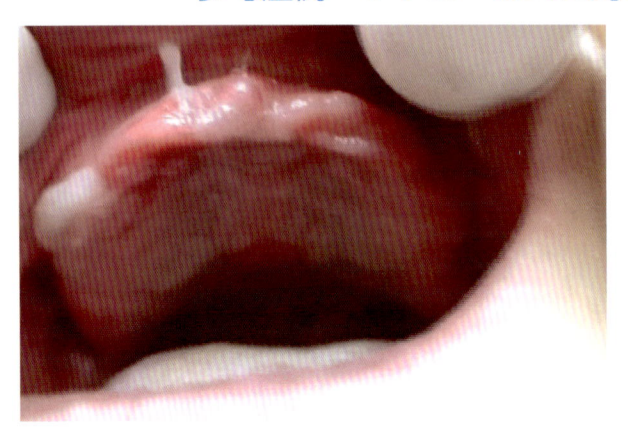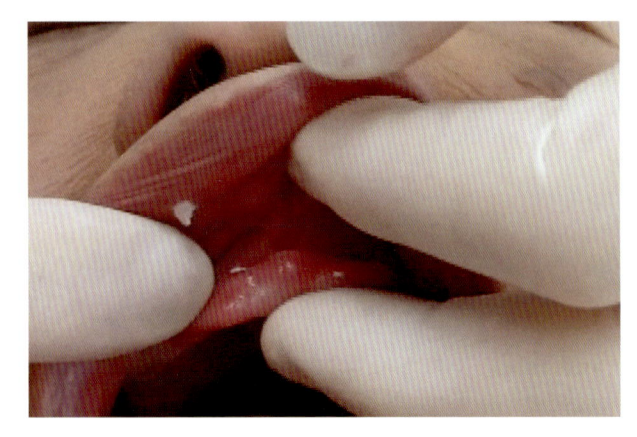

❶❷ 上顎前歯部にフラビーガムがみられる．義歯の動揺によりフラビーガム部が押されて疼痛があり，また，安定剤を使用しないと外れてしまうという症例である．

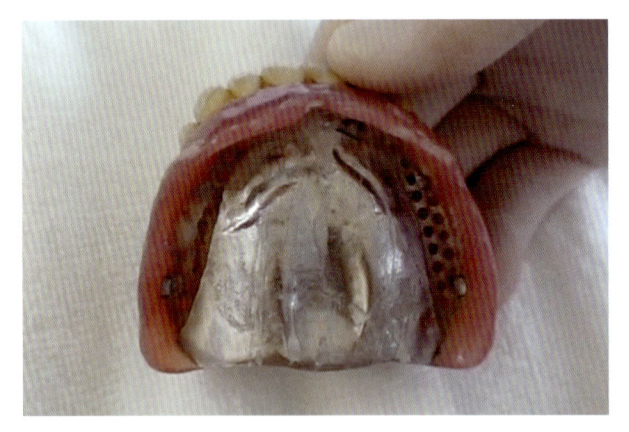

❸ この患者さんは，常時義歯安定剤を使用している．

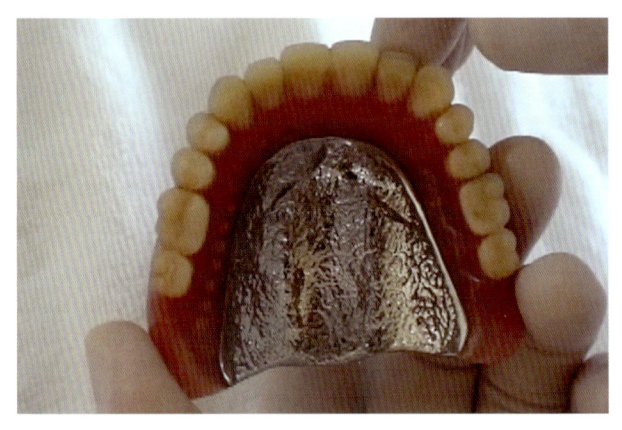

❹ 上顎前歯顎堤部も金属床になっており，粘膜面の調整が難しくなっている．

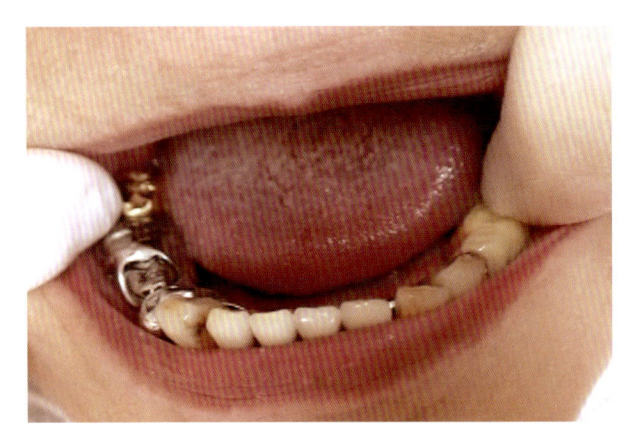

❺ 下顎にはパーシャルデンチャーが装着されているが，全体的に動揺がみられる．

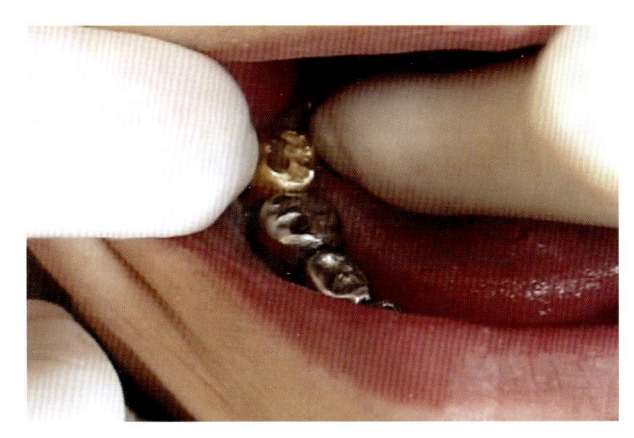
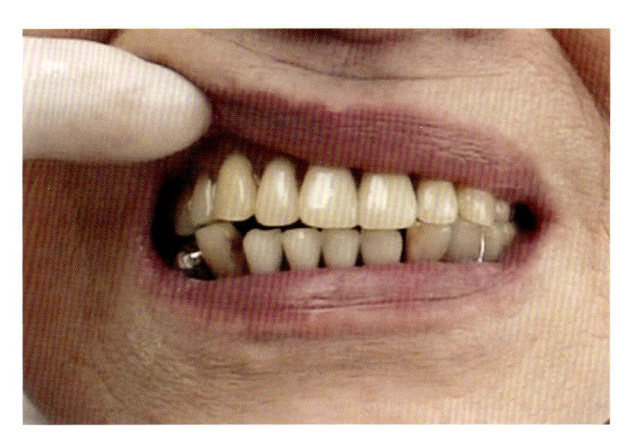

❻❼ 右側の最後臼歯のみ動揺がなく，逆にこの歯が上顎義歯を動かし，フラビーガムの原因になっている．

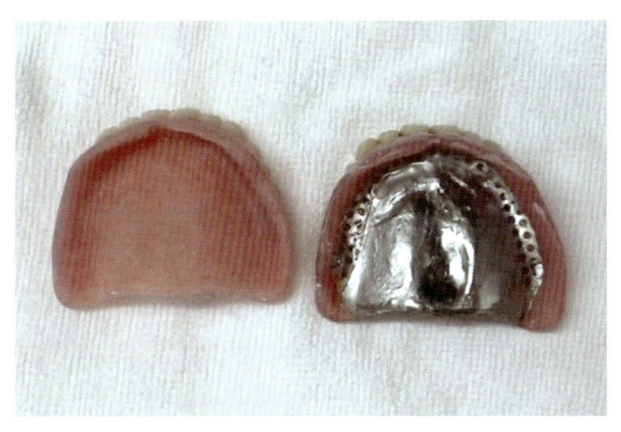

❽ フラビーガムの治療には，コピーデンチャーを利用することが一番の近道である．なぜなら，改造した当日に「痛い！」「外れる！」に対処し，完成義歯の良否を予測できるからである．

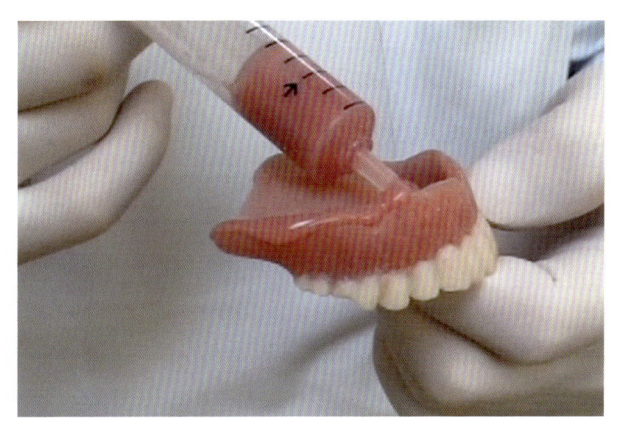

❾ 上顎義歯を動かないようにするため，フラビーガム部を避け，辺縁形態だけを改造していく．

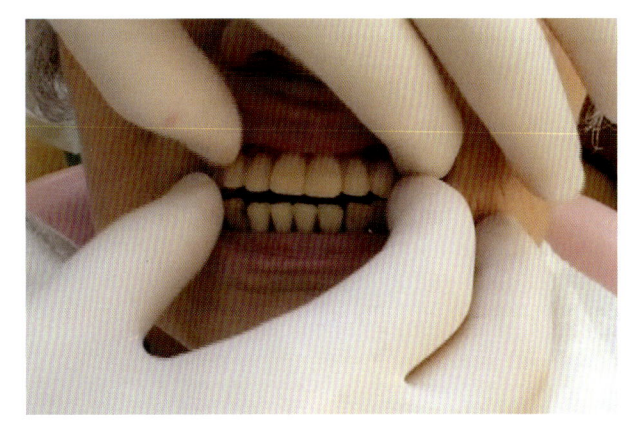

❿ 強くは咬合させず，まず上顎だけを動かないようにする．

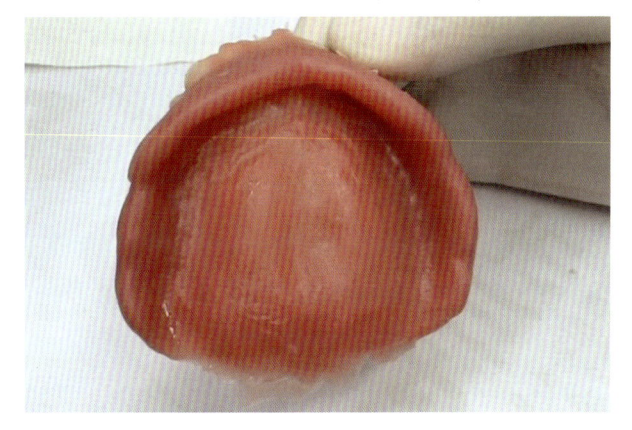

⓫ 辺縁の形ができたら，粘膜面もウォッシュしてピッタリ適合させる．

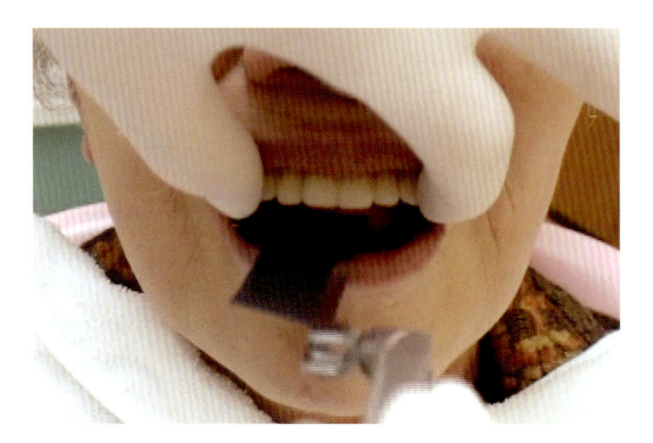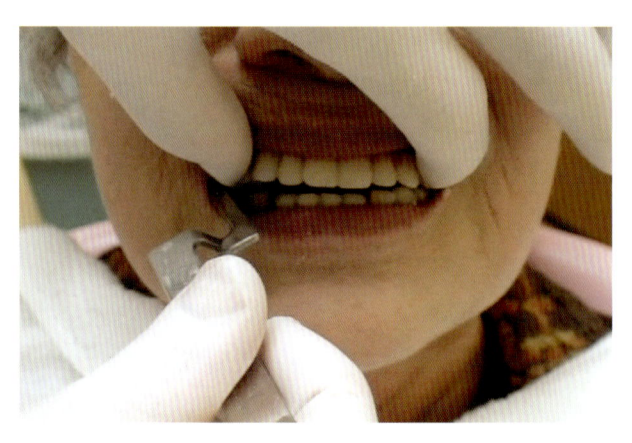

⑫⑬ 厚めの咬合紙を使い，側方運動を中心に咬合調整を行う．

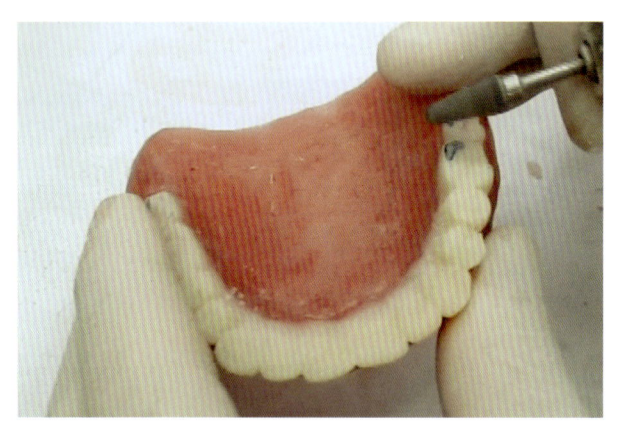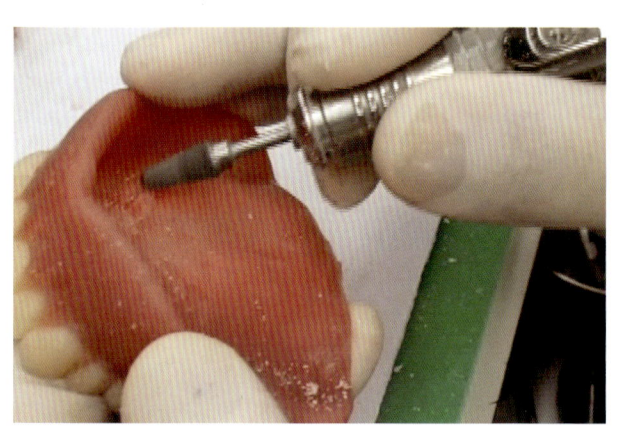

⑭ はじめは1カ所しか接触がないが，段々と全体に接触し，最後は小臼歯まで接触させるように咬合調整を行う．

⑮ 最後に，フラビーガム部の内面をくり抜くように削合し，フラビーガム部を動かさないようにする．

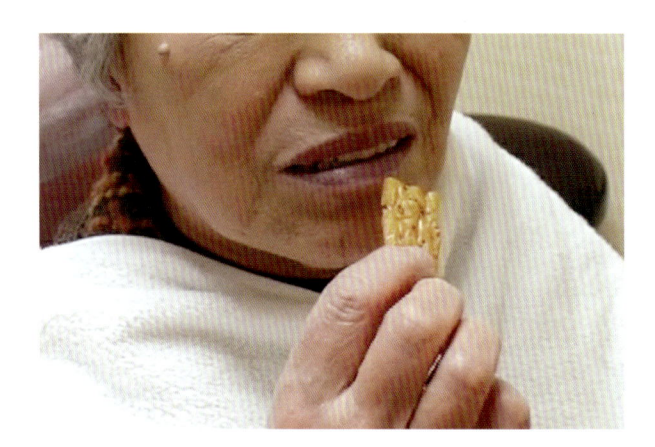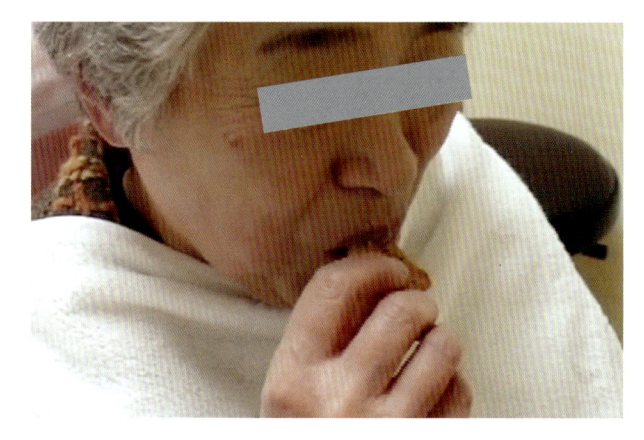

⑯⑰ テストフードを試食してもらい，外れないか，痛くないかを確認する．

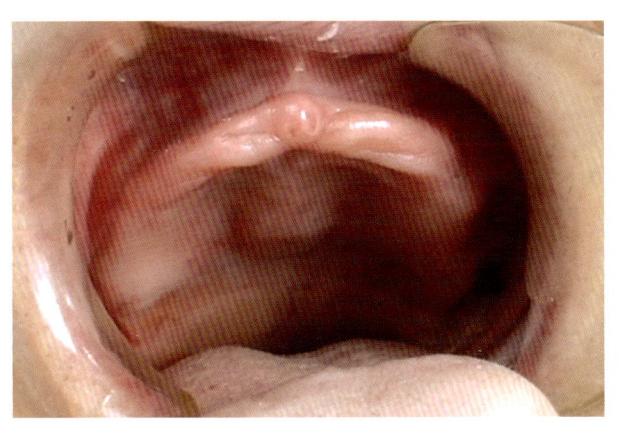

⑱ 初診から３カ月後の状態である．前歯部顎堤はかなりしっかりしてきている．

One Point Column 9

時間外労働のすすめ，休日診療のすすめ

「コピーデンチャーを使うのが，一番確実で簡単である」という話をすると，かならずといっていいほど出てくる質問が，「先生，保険でコピーデンチャーを使うと不採算になりませんか」です．また，以前頼まれた講演会では，「どこまで保険でできるか，ここから先は自費じゃないとダメか，それを教えてください」というものもありました．

このような質問への私の答えは，「難しいのは保険でやって，簡単なのを自費でやる」です．これは保険制度の話ではなく，考え方のことなのですが，経験の少ないうちは，難しい症例がきたら保険で対応するほうが自分の技術向上のためにはよいのです．個人トレー（またはコピーデンチャー）を作り，しっかりと時間をかけて咬合調整をして，その患者さんに取り組むのです．「それでは不採算だ」と思われるかもしれませんが，たとえば歯周治療の講習会に 10 万円を払って受講したとしても，その帰りに 40 万円をくれるわけではありません．その代わりに，お金ではない，50 万円，80 万円に相当する知識を手に入れて帰るのです．それと同じことなのです．

ただ，それでは経営に影響するでしょうから，昼休みなどの診療時間外や休日を利用して行うことをおすすめします．たとえば日曜日，朝 10 時に患者さんに来院してもらい，そこから２時間治療をしてもまだ正午です．そうやって技術を磨き，腕を上げて，そして自費診療に取り組むのです．

自院の患者さんに不採算を承知でやらせてもらうこと，それは決して不採算なことではありません．義歯臨床はスタッフがいなくてもできます．１人で診療ができるのです．それを大いに利用し，その場その場の採算・不採算など計算せず，腕を磨くことが大切なのです．でもそのとき，１つだけ注意しなければならないことは，相性のよい患者さんとやることです．長時間の治療や休日の来院など，ある意味無理をお願いするのですから，自分のいうことに耳を傾けてくれる，信用してくれる相性のよい患者さんにお願いするのがよいのです．

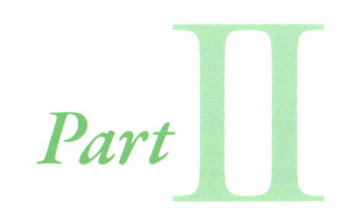

自院で作った義歯が「痛い *!* 」「外れる *!* 」にどう対処するか

　Part I では，他院で作製された総義歯が「痛い *!* 」「外れる *!* 」に対処し，新義歯製作に取りかかり，完成して装着することができました．しかし，それがそのままいつもスムーズにいくわけではありません．かならず調整をしなければなりません．

　新義歯の装着時には粘膜面を調整し，咬合調整を行います．そして，翌日または数日後にも調整を行います．これが通常の調整範囲なのですが，それではうまく収まらないことがあります．すなわち，「痛い *!* 」「外れる *!* 」といって，何度も何度も来院してくる場合です．

　自分が作った義歯が外れてしまうのは，顎堤の吸収が進んだ症例の印象をどう採るか，顎位の定まらない患者さんの咬合採得をどのように行うか，ということよりも一番悩ましい出来事です．しかしそのことは，印象採得や咬合採得で苦労した原因を，そのまま装着後まで引きずってきたともいえ，根の部分はそこにあるといってもよいでしょう．

　さて，そうとはいえ，義歯はできあがってしまっているわけですから，そこから「どう対処していこうか？」ということが問題になってきます．

　Part IIは，そのような場合のお話です．

▶▶1 「痛い！」はまず粘膜面をチェックする

リニアテクニックや旧義歯改造法，そしてコピーデンチャーテクニックなど，どのような方法で作ったにせよ，できあがった新義歯が「痛い！」「外れる！」といわれることはショックなことです．さて，どう対処したらよいのでしょうか．

他院で作った義歯の場合と違い，自院で作った義歯への不調は，完成義歯を修正していく作業となります．

まず，粘膜面です．強く当たっているところ，アンダーカットなどがあり，出し入れで当たるところをデンスポット（昭和薬品化工）で診査します．小帯の動きや辺縁の長過ぎるところには，フィットテスター（トクヤマデンタル）を使うとよいでしょう．

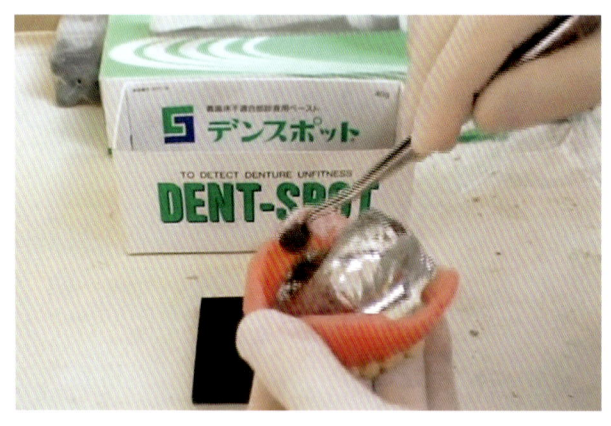

❶ 粘膜面の適合状態を調べるときは，デンスポット（昭和薬品化工）を使用する．

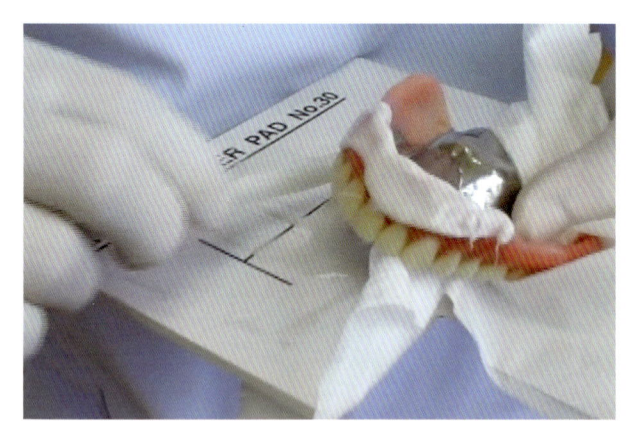

❷ 辺縁形態の長さや厚みなどを調べるときは，フィットテスター（トクヤマデンタル）を使用する．

▶▶2　上顎が「外れる！」は直接リライニングする

　　装着して嚙み合わせる前に上顎義歯床が落ちてしまう……．これはもう咬合以前の問題です．クラリベース（クラレノリタケデンタル／モリタ）やリプロライナー（亀水化学工業／ヨシダ）を使用し，直接リライニングを行います．

　　しかしこのとき，粘膜面の適合不良で落ちるのではなく，辺縁の問題で外れているのかをチェックすることも重要です．すなわち，デンチャースペースが適切に回復されていない，辺縁封鎖が行われていない（上顎結節部の抱え込みとハミュラーノッチの封鎖も関係）などです．そして，とにかくまず上顎が落ちないようにすることが肝心です．

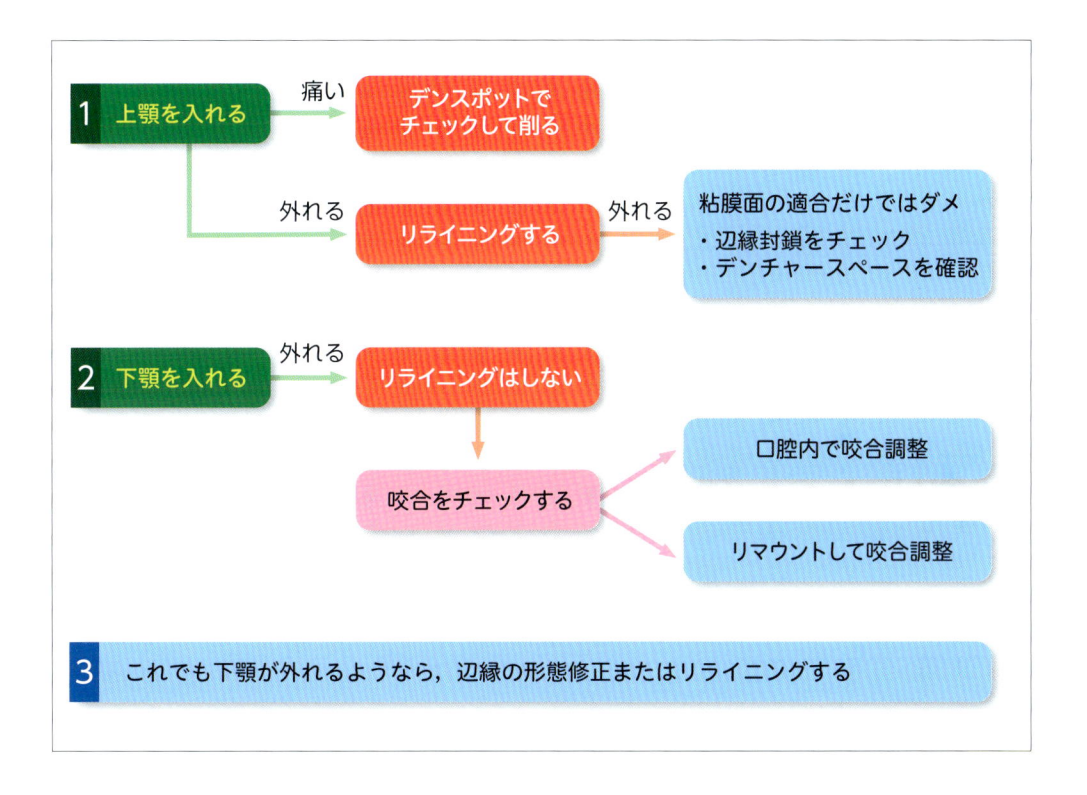

One Point Column 10

パーシャルデンチャーと総義歯のリライニング法の違い

　パーシャルデンチャーの鉤歯につけるレストは，中間欠損の場合は欠損側，遊離端欠損の場合は欠損の反対側，すなわち近心レストにするというのが基本です．これに関してクロールの『パーシャルデンチャーデザイン』（医歯薬出版，1976）という本に興味深いことが書かれています．「下顎第一小臼歯の近心咬合面レストは，パーシャルデンチャーの裏装操作における位置づけに役立つ」という記述です．「パーシャルデンチャーが咬合圧を受けたときに，支点線より前方に設置されている間接維持装置が歯牙から浮き上がるような状態は，パーシャルデンチャーの裏装が必要であることを意味し，裏装操作を行うとき，レストが浮き上がらないようにして裏装操作を行わなければならない」というのです．ということは，パーシャルデンチャーは咬合させないでリライニングをし，裏装材が硬化したあとに咬合調整をするということになります．

　これに対し，総義歯の直接リライニング法は咬合させた状態で行わなければなりません．咬合面を合わせておいて，粘膜面をリライニングします．もちろん，最終的な咬合調整は必要ですが，パーシャルデンチャーのように，上下顎それぞれにリライニングを行い，あとで咬合で合わせていくようなことは，総義歯の場合行わないほうがよいのです．

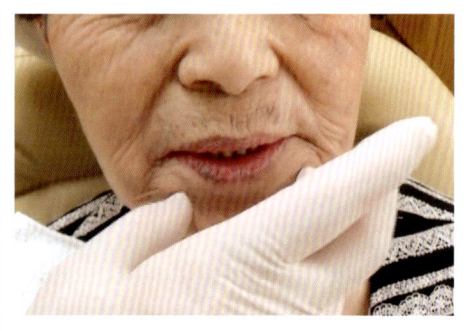

総義歯は，咬合させた状態でリライニングする.

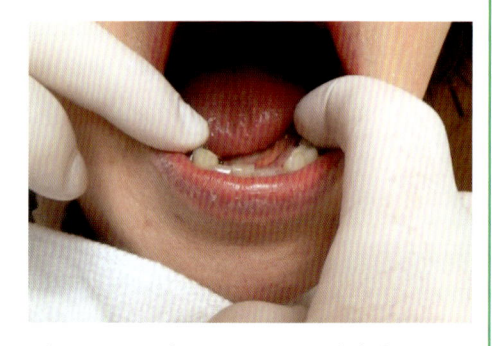

パーシャルデンチャーは，咬合させない状態でリライニングする.

▶▶3　下顎はまず咬合調整をする

　　下顎の場合は，「外れるから」「ゆるいから」といって，すぐにリライニングをしてはいけません．まず最初に，咬合調整を行います．

　　このとき，口腔内で調整できるのか，リマウントしなければならないのかの判断はなかなか難しいところもありますが，顎堤の吸収が進んでいる場合などは咬合調整しようとしても咬合紙を噛ませたときは床が浮き上がったり，回転したり，移動したりということも起こるので，リマウントしたほうが早いことが多いと思います．

　　また，特に下顎において「痛い！」といって数日おきくらいに何回も来院してくるようでしたら，それはもう粘膜面の問題ではありません．咬合面に原因があると思ったほうがよいでしょう．咬合により，早期接触により，義歯が動かされ，痛みは粘膜にありますが原因は咬合面にあるのです．迷わずリマウントすることです．

　　このほか，咬合平面の調節彎曲が適切でないと側方運動が阻害され，下顎に義歯の当たりが出ることがありますので，そこも十分観察したほうがよいでしょう．

One Point Column　11

なぜ，リマウントが必要なのか

　　医歯薬出版から出ている『補綴臨床』誌の 2008 年 5 月号に，北大名誉教授の内山洋一先生が書かれた「フルデンチャーを生かすリマウント法」という論文が載っています．それには，「内面の適合が悪くて痛い場合，内面の調整を行う．咬合面が原因であるならば，咬合調整を行う．しかし，ここで咬合紙を噛ませて総義歯の咬合調整を行おうとしても，上下の総義歯は口の中で外れてしまい，できない」と書いてあります．そこで「リマウントが必要なのだ」と．すなわち，総義歯は口腔内だけでの咬合調整は難しいということですね．

　　口腔内だけで咬合調整ができるのか，はたまたリマウントしなければ難しいのか，そのわかりやすい目安があります．それは，"下顎顎堤のほとんどが付着歯肉であるか否か"です．下顎顎堤のほとんどが付着歯肉ということは，ほとんどが不動粘膜であり，顎堤の吸収が少なくボリュームもあるということを示しています．ということは，床の維持安定も損なわれにくいために，口腔内で咬合調整しやすいといえるわけです．

リマウント，そして咬合調整

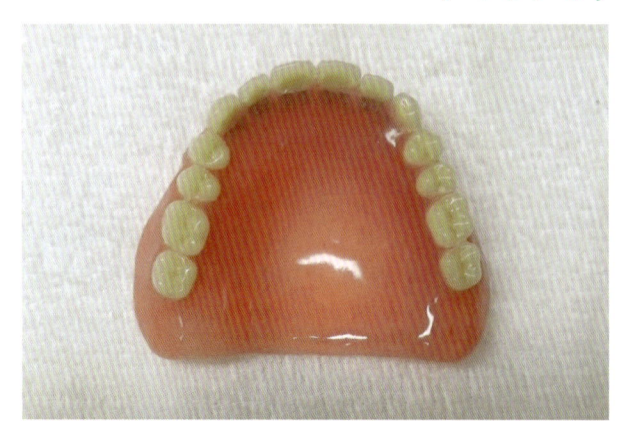

❶ 完成した新義歯の上顎咬合面.

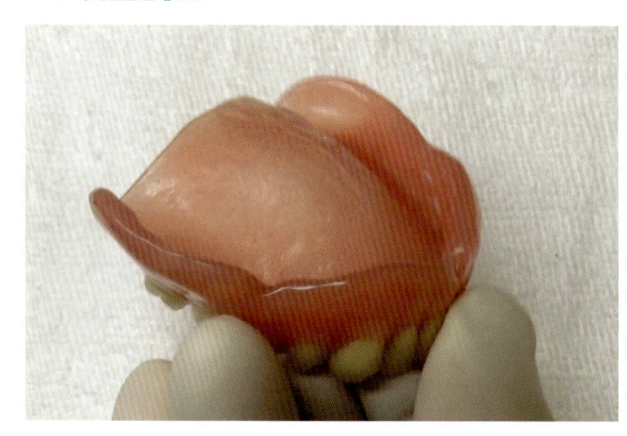

❷ 同じく粘膜面.

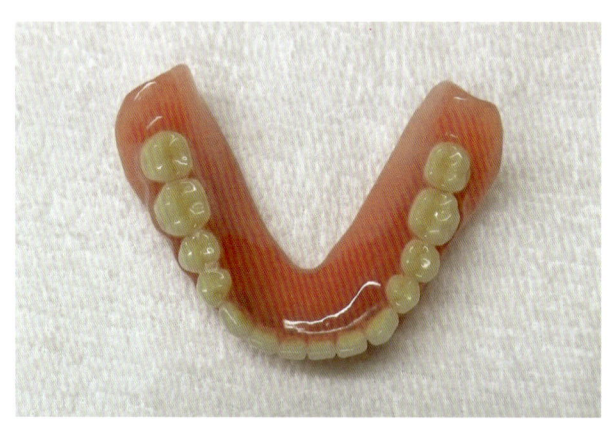

❸ 完成した新義歯の下顎咬合面.

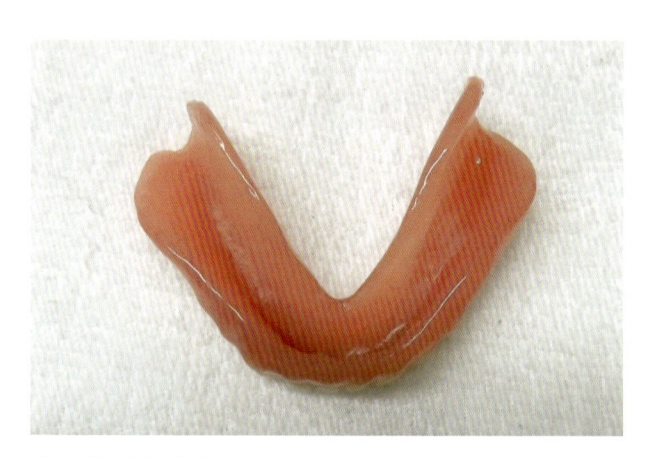

❹ 同じく粘膜面.

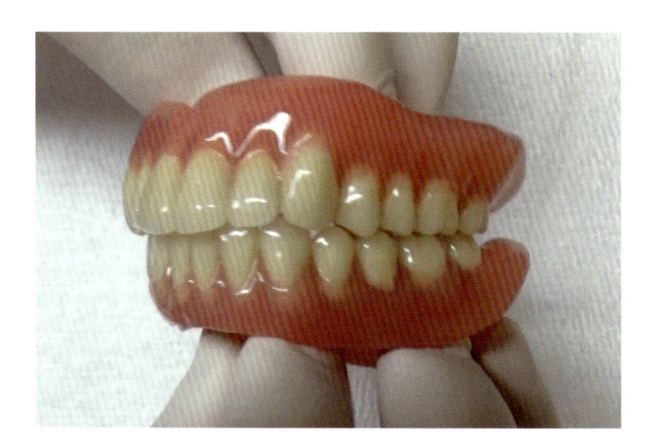

❺ 完成した新義歯を嚙み合わせた状態.

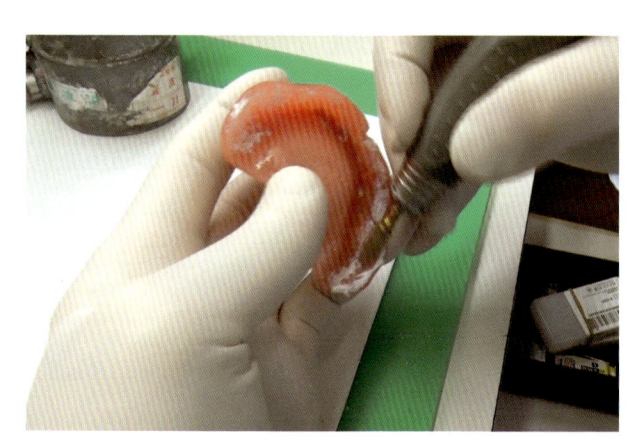

❻ まず，粘膜面の適合をデンスポット（昭和薬品化工）でチェックし，調整する.

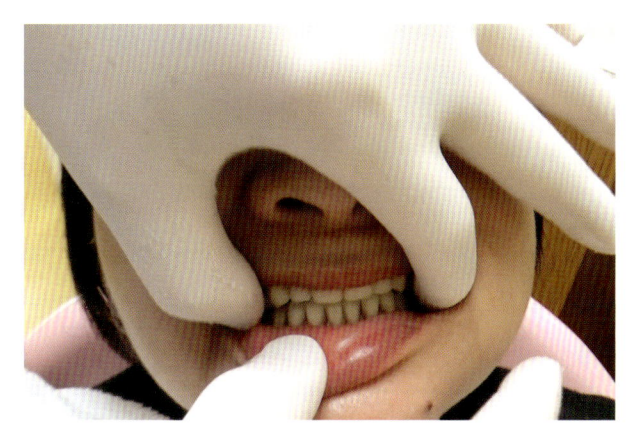

❼ 咬合関係をみると，中心位での早期接触があるようだ．

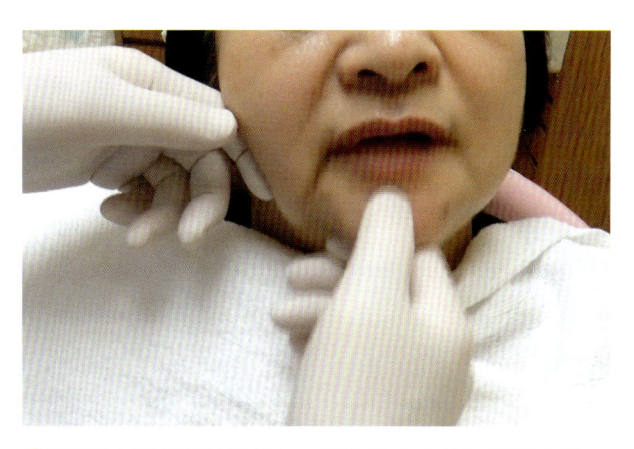

❽ 下顎の義歯だけを外し，顎位を中心位に誘導する．

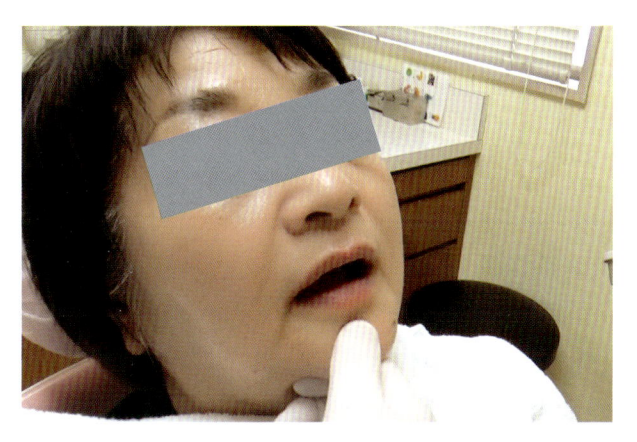

❾ 誘導するのは下顎を外した状態で，ライトタッピングをするような軽い開閉口運動である．

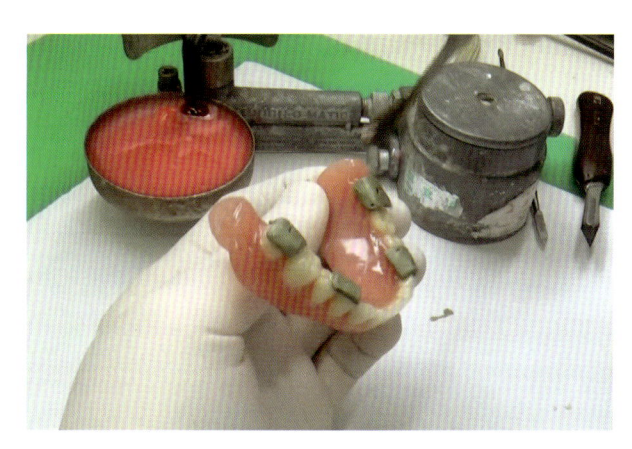

❿ 下顎咬合面4カ所にアルーワックスをつける．

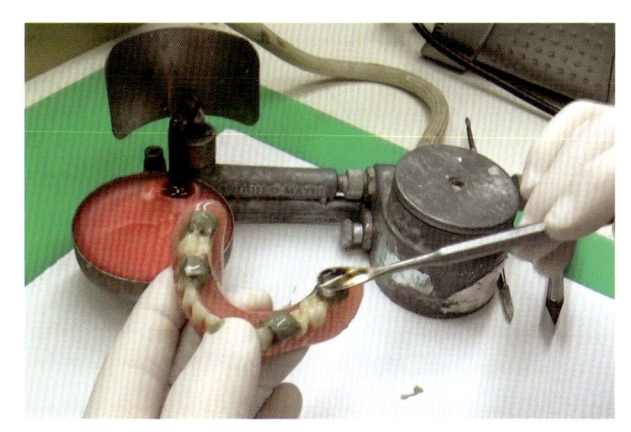

⓫ アルーワックスの表面を軽くスパチュラで軟化するが，これをパラフィンワックスで行ってもよく，使い慣れた材料でよい．

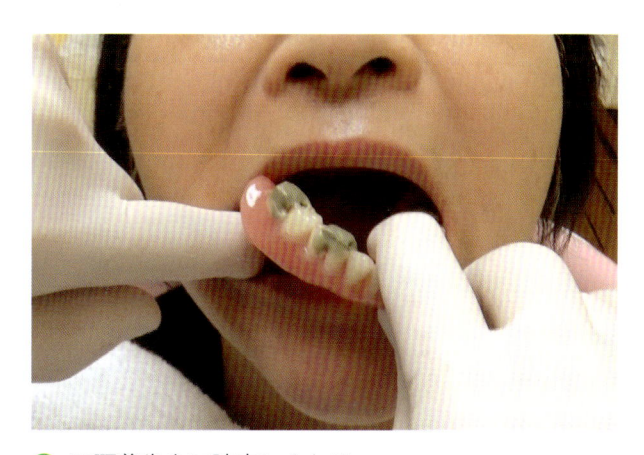

⓬ 下顎義歯を口腔内に入れる．

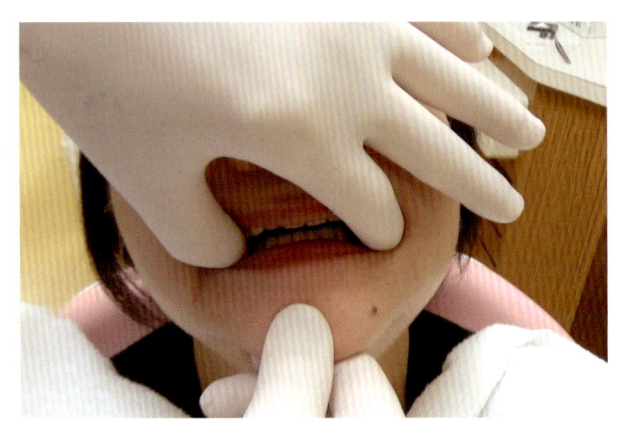

⑬ ⑧⑨で誘導した位置で，軽く咬合させる．

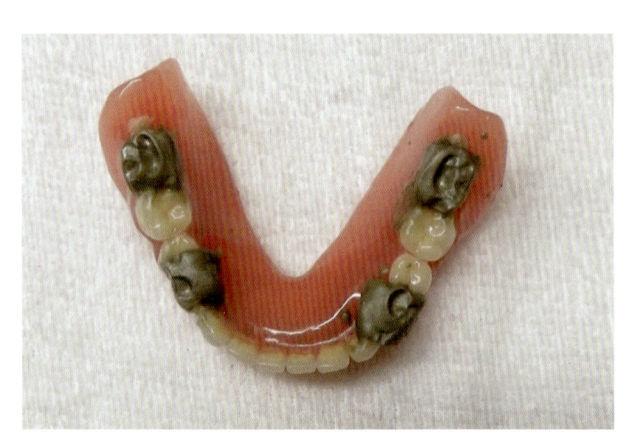

⑭ アルーワックスに咬合面が印記された．

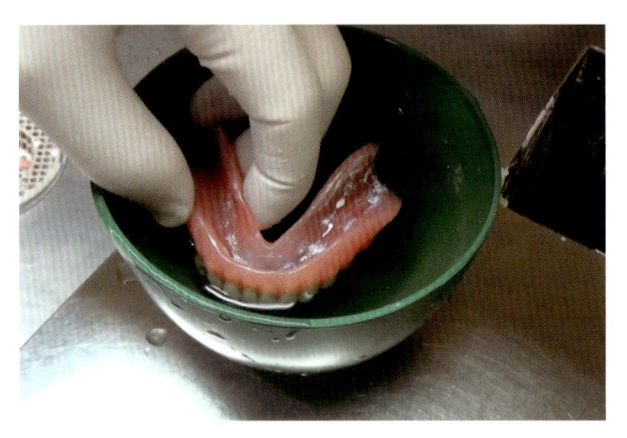

⑮ アルーワックスを冷水で硬化させる．

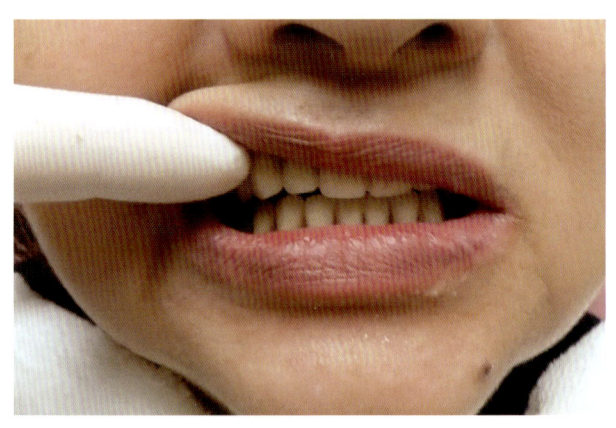

⑯ 口腔内に戻し，同じ場所で自律的にもタッピングできるかを確認する．

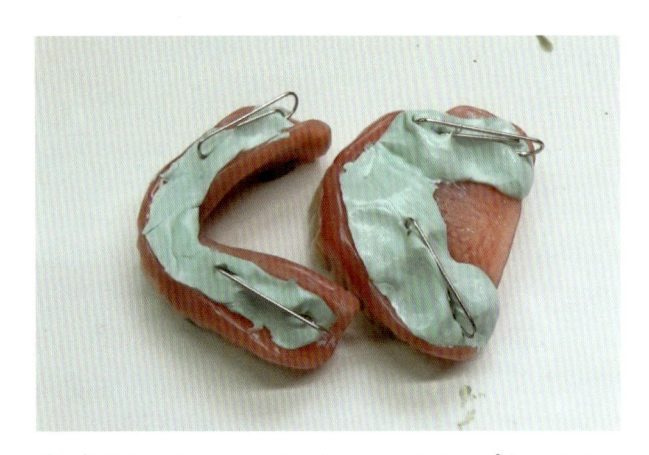

⑰ 内面にシリコーンパテを入れ，クリップをつける．

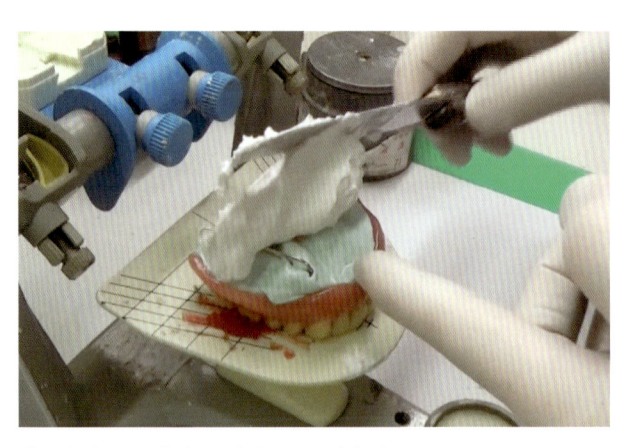

⑱ 完成した義歯は咬合平面が安定しているので，上顎から咬合器に付着する．

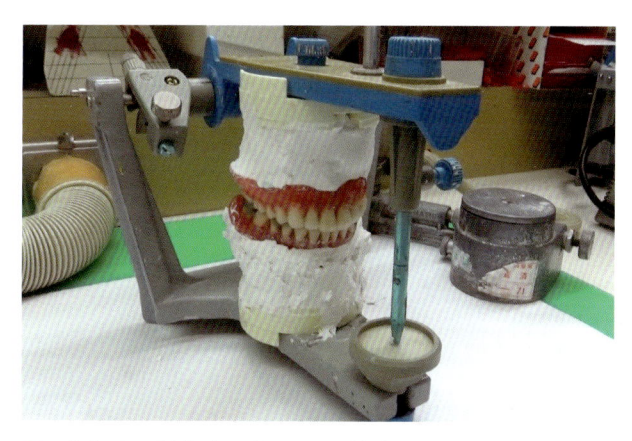

⑲ 咬合器に付着された上下顎義歯.

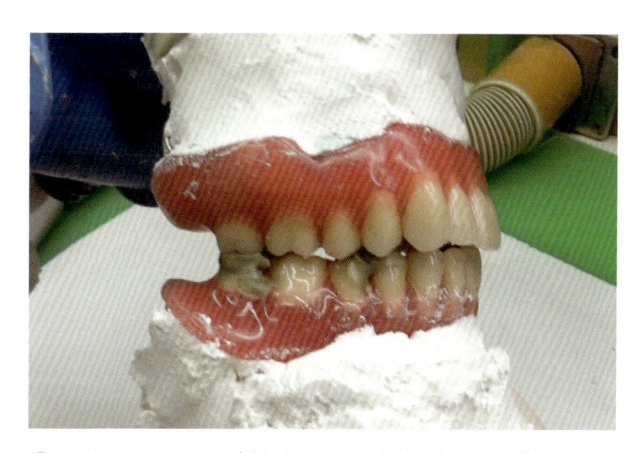

⑳ アルーワックス部以外の人工歯だけの接触は避けるように咬合を採得している.

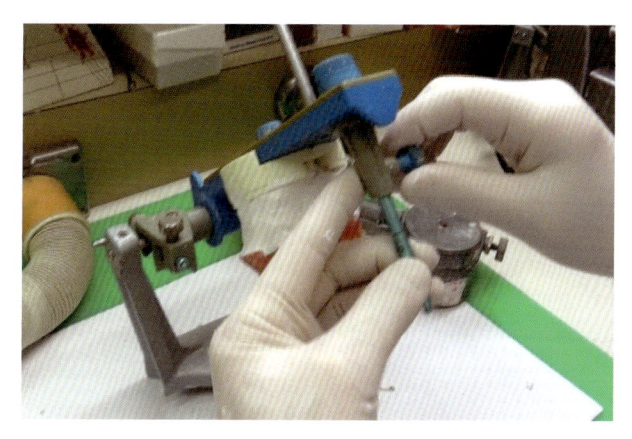

㉑ 咬合器のピンは上げてしまう．咬合調整は，左右均等になるところまで行う.

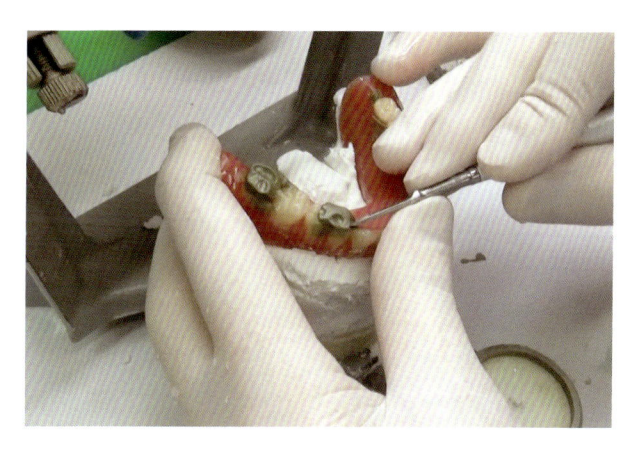

㉒ アルーワックスを除去する.

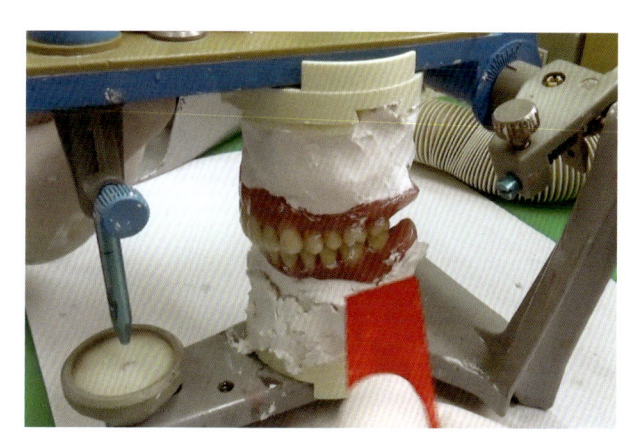

㉓ 薄い咬合紙を引き抜くように使用して，早期接触が起こっている部位を確認する.

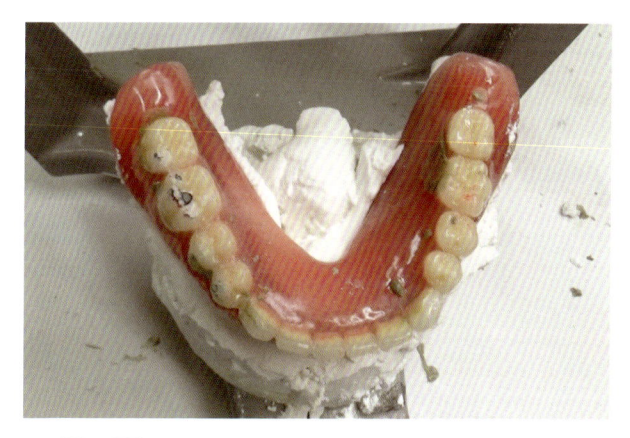

㉔ 6|と|5のみが咬合している状態である．これを口腔内でチェックすることは，義歯が動いてしまうためになかなか困難である.

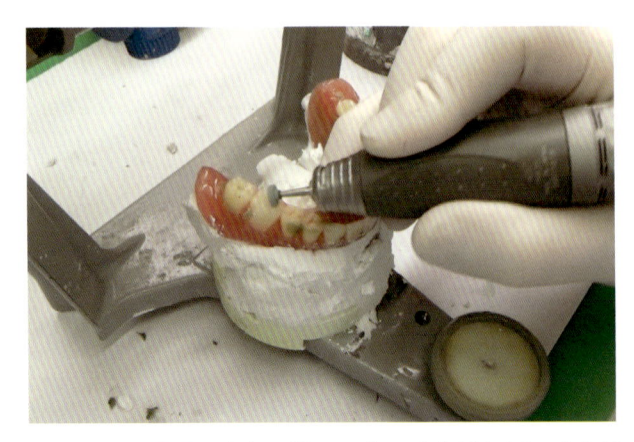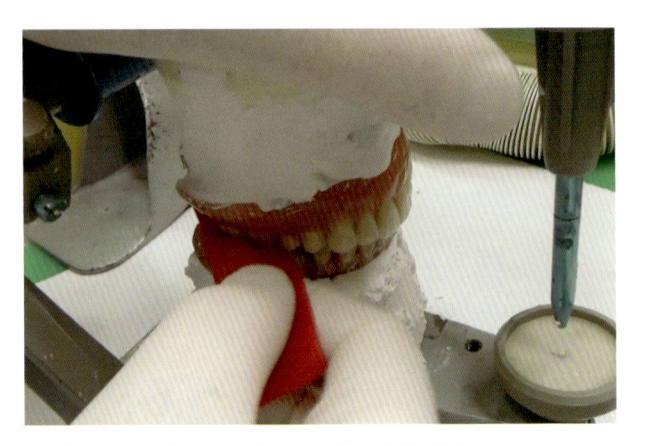

㉕㉖ 咬合調整は，薄い咬合紙と厚い咬合紙を交互に使用しながら，ひたすら当たる箇所を少しずつ削合していく作業である．

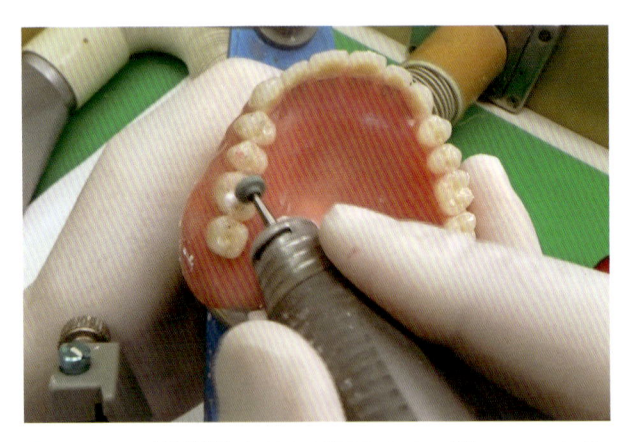

㉗ できれば非機能咬頭内斜面を中心に削っていくが，全体の接触を求めるために，ときには上顎機能咬頭の咬頭頂を削ることもある．

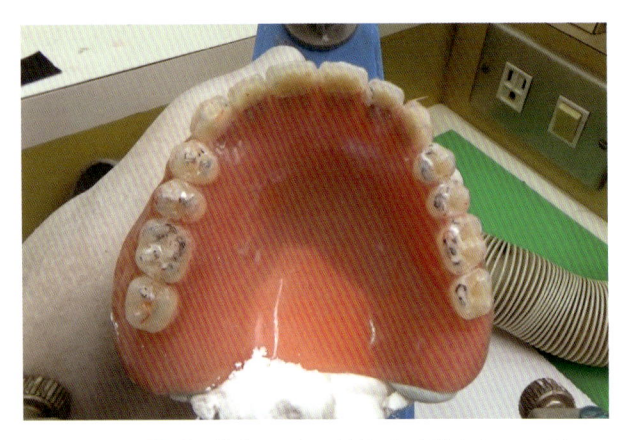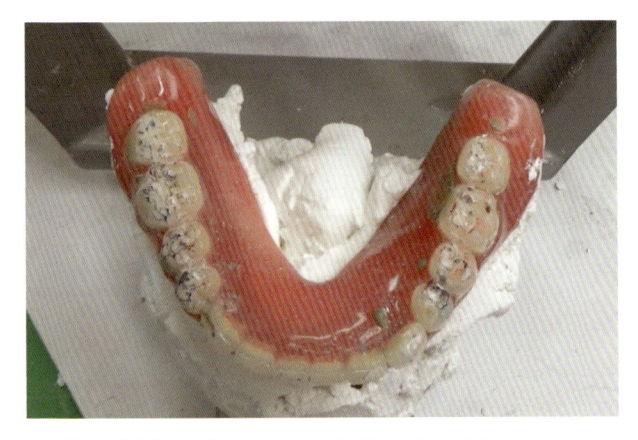

㉘㉙ 従来のリンガライズドオクルージョンでは，上顎臼歯部の舌側咬頭と下顎臼歯部の咬合面窩の接触のみを中心に考えられていたが，私はもっと多くの面積で接触させたほうがよいと考えている．

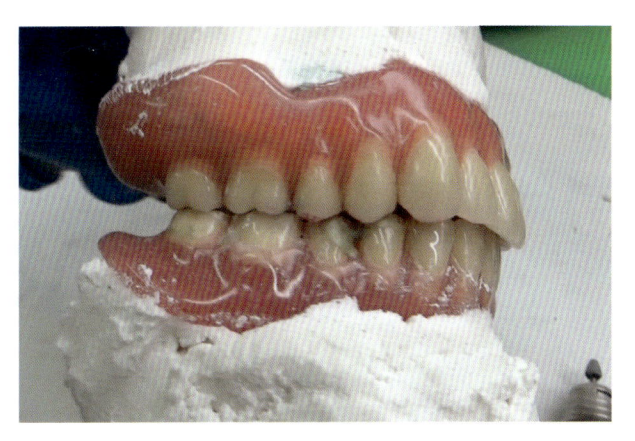 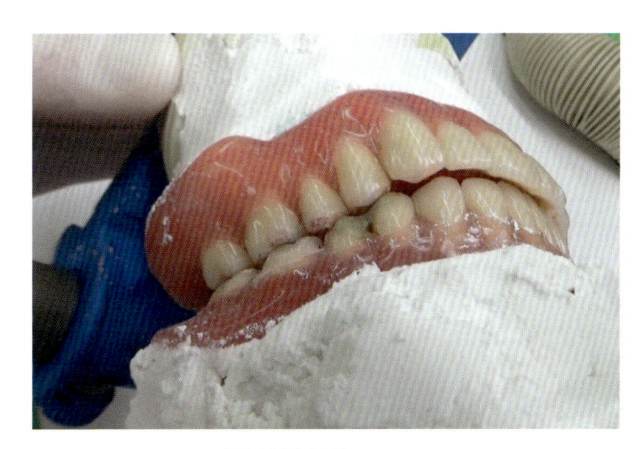

㉚㉛ 私の考えるリンガライズドオクルージョンでの咬合接触状態.

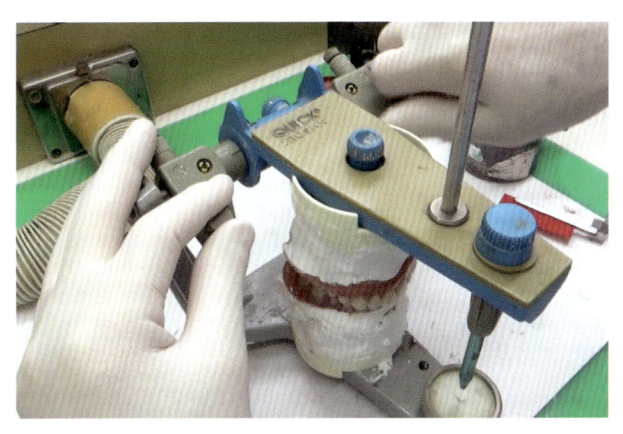

㉜ 中心位での接触が，より大きい面積で左右均等に得られたならば，咬合器を側方運動できるように調整する.

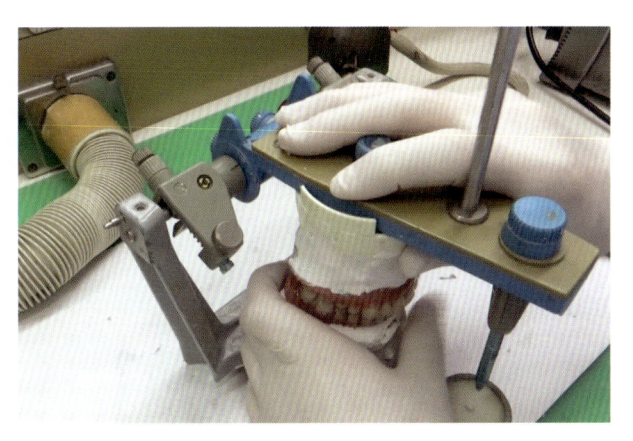 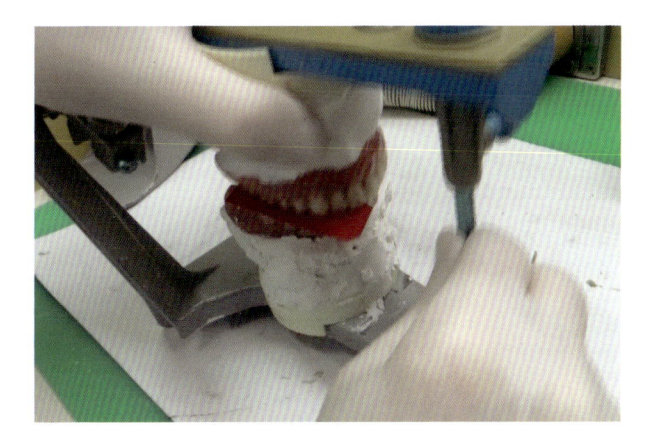

㉝㉞ 咬合面に咬合紙をはさみながら上顎を側方運動させ，咬合面の印記を確認していく.

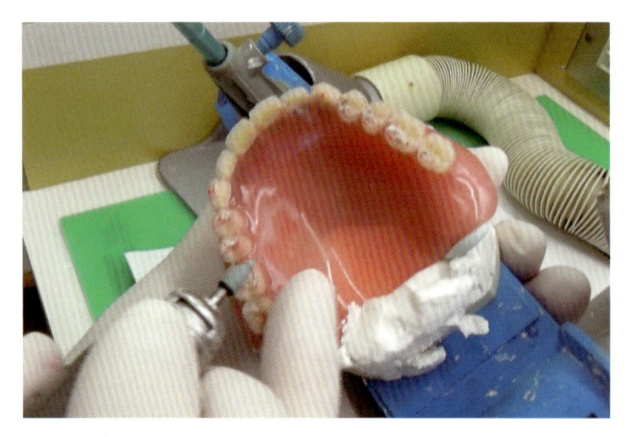

㉟ まず削合するのは，上顎頬側咬頭内斜面である．この接触は，上顎義歯を転覆させるように働くからである．

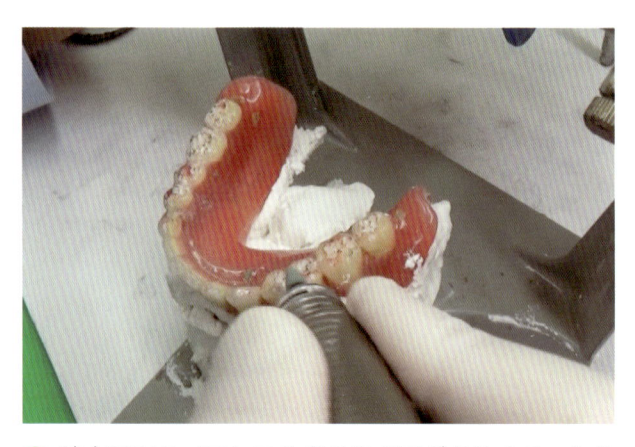

㊱ 咬合平面のバランスを考える必要があるので，ときには下顎の頬側咬頭外斜面を削合することもある．

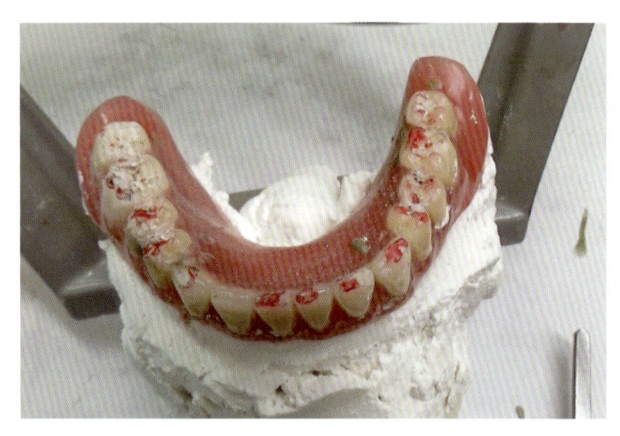

㊲ ⌐6⌐の舌側咬頭内斜面に当たりがみられるが，このような接触は義歯を動かすようになるので，下顎がゼロ度の人工歯になるようなイメージで展開角を広げるようにし，側方運動のスムーズな動きを妨げる接触を取り除いていく．

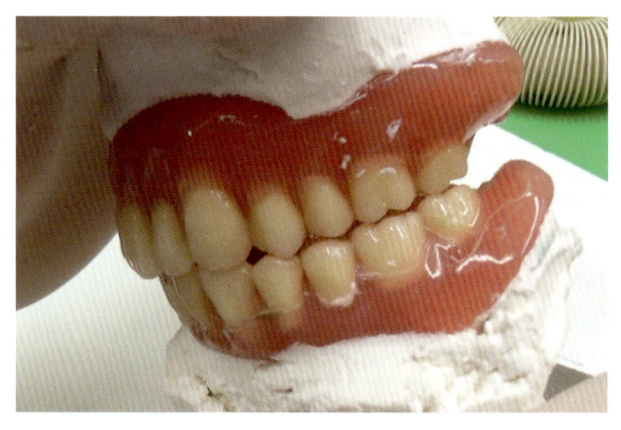

㊳ 側方運動をさせたときに，上顎舌側咬頭が下顎の窩の中をすべるように動き，頬側咬頭の接触がないようにしている．

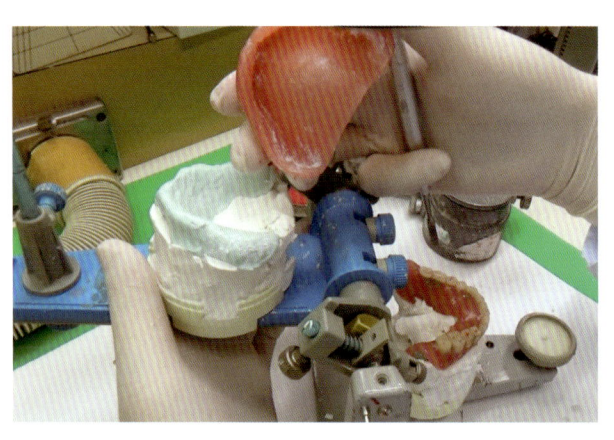

㊴ 咬合調整が終わったら，咬合器から義歯を取り外す．粘膜面にシリコーンを入れてあるので，義歯を傷つけることなく外すことができる．

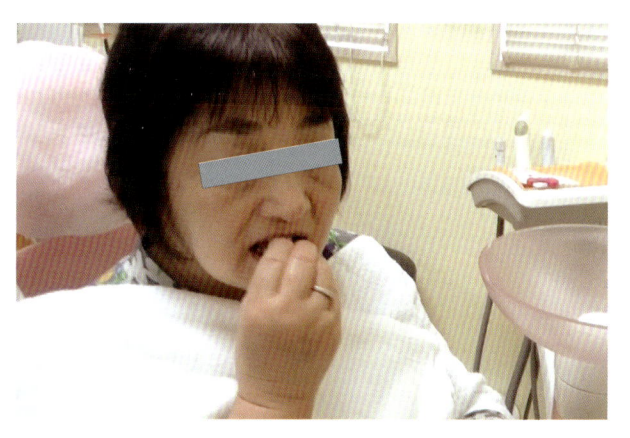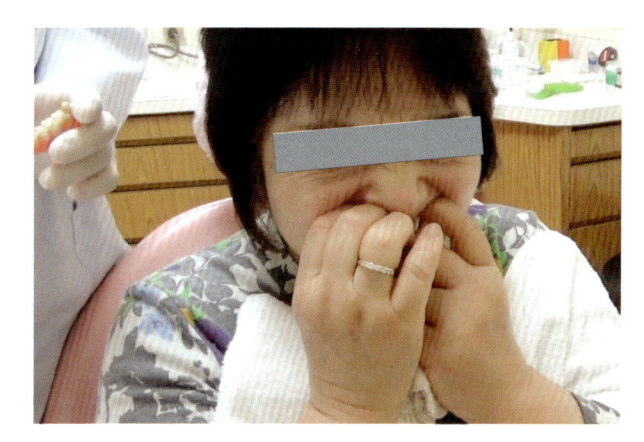

㊵㊶ 咬合が安定すれば維持力も増し，前歯でテストフードも噛み切ることができる．このリマウントによる調整は，手間がかかると思われるかもしれない．完成した義歯がしっかりと固定されて動かないようであれば，咬合調整のやり方・考え方は同じなので，口腔内で直接行うことも可能である．しかし，わずかな咬合調整ならば口腔内でも可能だが，目にみえるようにズレている場合は直接法ではなかなか難しく，後々の痛みの発生につながることも多い．そして術後にたびたび「痛い！」「外れる！」という状態が発生するならば，ここに示した方法でリマウントを行ったほうがよいだろう．

One Point Column 12

義歯の最大の長所は

　義歯の最大の長所は，取り外しができることです．特に総義歯は，旧義歯に手をつけさえしなければ，いつでも初めて来院した時点に戻れるますし，何回でもやり直すことができます．審美に優れた義歯と機能に優れた義歯との２つを持って，用途に合わせて随時取り替えてもよいでしょう．その利点を活かし，新義歯製作は迷うことなく果敢に取り組むことです．以前，「総義歯臨床で手をつけてはいけない症例はありますか？」と聞かれたことがありましたが，「ない」と答えました．旧義歯に手をつけさえしなければ，何回でも作り直せばよいでしょうし，そのときにこそ，コピーデンチャーの利用が効果を発揮するのです．

　ただし，患者さんの理解が得られない場合は，コピーデンチャーであってもやめたほうがよいでしょう．あえて禁忌症を挙げれば，患者さんの性格に問題がある場合，そして自分との相性が悪い場合です．もちろん，むやみに治療を断ることはいけませんが，深入りする前に早く撤退することも必要で，ときには「私には治すことが難しいので，他の医院をお探しになってはいかがでしょうか」と話したほうがよい場面もあります．

▶▶4 周囲筋肉による「外れる！」

咬合関係は大丈夫ですが，それでも下顎義歯が「外れる！」ことがあります．その場合には，もちろん粘膜面の適合を観察することは大切ですが，辺縁の形態によって起こっていることも多くあります．つまり，義歯辺縁の張り出し部分等が周囲の筋肉によって押され，動かされてしまうのです．

ヒトの表情筋には義歯を押さえることに役立っている筋肉と，外そうとする筋肉があるのですが，それらの筋肉に合わせて辺縁形態を与えることが大切です．このことをチェックするためには，義歯の形を知ることが必要です．"周囲筋肉と調和した形になっているか"ということなのですが，それを考慮していくと，"義歯はこういう形です"という基本的なものがあります．まず，それを知ることです．

上顎義歯の形

① 左右対象である．
② 上顎結節が抱え込まれている．

下顎義歯の形

① 左右対象である．
② 顎堤の吸収が激しくない症例では，
下顎正中部の唇側床縁と舌小帯部の床縁の深さが同じである．
③ レトロモラーパッドが床後縁部に取り込まれている．
④ 臼歯部へいくに従って，床が広がっている．
⑤ 頬側床後縁部が横に広がっている．
⑥ 舌側床縁がまっすぐに立っている．
⑦ 頬側からみると，舌側床縁がみえる．
⑧ 舌側床縁が舌小帯から最後縁部まで，
咬合平面に平行でなだらかな線を描いている．

▶▶ 5　最後に，「一番最初に大事なこと」

「一番最初に大事なこと」は，本当に大切なことですので，繰り返しになります．

　これは本来，一番初めに観察すべきことなのですが，術者と患者との相性をみることが何より大切です．自分と波長が合うか否か，患者さんの体型・表情や発言などから性格を観察します．ここまでにもたびたび触れてきましたが，これが合わないと，結局うまくいきません．

　このことは，常に念頭においていたほうがよいでしょう．

One Point Column 13

クレーム処理を通してファンを作る

　歯科技工所の経営者で作られている一般社団法人日本歯科技工所協会（歯技協）という団体があり，そこで YAMAKIN ㈱の専務さんの講演を聞いたことがあります．その中で大変印象に残った言葉があって，それは「クレーム処理を通してファンを作る」という言葉です．

　新しいものを開発すると，どうしてもスムーズにはいかないことがあり，お客さんからクレームがきます．そのときに「クレーム処理を通してファンを作る」ということを大切にしているそうです．クレームをつけられることは不愉快な出来事には違いありません．そのことからは早く逃げたいのが人情ですが，逆に「そのときこそお客様の心をつかむよいチャンスだ」というのです．

　売る側と買う側，通常はそのときだけの短い接触で終わることがほとんどです．患者さんと診療する側も，深くは知らない表面的な接触で終わることが多いでしょう．それはそれでよいところもあるのですが，クレーム処理をすることは普通以上に長い時間の接触を生み，またその対応の良さで，「おー，これからここに頼もうか」という気持ちにさせるということでした．

　総義歯臨床は，本書のタイトルのように術後に「痛い！」「外れる！」が発生し，患者さんの不満のみならず，表面に出ないクレームのようなものは，他の治療に比べて多いと思われます．そこで「クレーム処理を通してファンを作る」が活きてくると思うのです．先生方も，クレームがあったときには，そのように思ってはいかがでしょうか？

One Point Column 14

名高い雨乞いの祈禱師

　古来から現代まで，いかに科学が発達しても，自然の災害に対処することはなかなか困難です．地震は予知できませんし，台風などは来る前から進路もわかり，災害の程度も予測できるのに，いつも大きな爪痕を残していきます．また，雨が降らない旱魃は，植物にも動物にも大きな影響を与えてきました．日照りのときは涙を流し，寒さの夏はおりおろ歩き……，です．

　昔，名高い雨乞いの祈禱師がいたそうです．雨が降らない日が続いてみんなが困っていたとき，ある祈禱師が現れ，空に向かってお祈りをしました．しかし，なかなか雨が降りません．ところが，名高い雨乞いの祈禱師がきて祈ると，かならず雨が降ったというのです．どうしてでしょうか？　その名高い祈禱師は，"雨が降るまで祈っていた"のだからなのだそうです．

　義歯の調整も，なかなかうまくいかないことがあります．最後は患者さんにイヤな顔をされ，スタッフも「うちの先生，下手なんじゃないの」と思っているように思いがちです．しかしそんなときは，挫けず，逃げず，名高い雨乞いの祈禱師のように，収まるまで立ち向かっていくのです．そんなときこそ，死にものぐるいの素晴らしい知恵が湧いてきます．

　現代は高齢化が進んできたため，患者さん自身の機能の問題にも注目されるようになってきました．義歯はうまくできているのに摂食嚥下機能に問題があったり，義歯装着後に栄養士さん，管理栄養士さんの指導を受ける必要があったり，また，認知機能に問題があるためにうまく義歯が扱えないなど，以前には考えられなかったような事柄を考慮する必要が出てきています．だからこそ，これらの知識を常に吸収することと共に，雨が降るまで祈り続ける挫けない執念を持つことが，義歯臨床成功への一番の近道ではないかと私は思っているのです．

おわりに

義歯臨床は術者の経験からくる臨床実感がエビデンスそのものである

　この本は，臨床研究を書いたものでもありませんし，臨床データの結果をまとめたものでもありません．私がこれまでいろいろな先生方から学んだもの，また書物から得た知識を，臨床で実践してみた実感を述べただけのものです．

　しかし，この本を読んでくださるのは，総義歯製作を経験したことがない学生の方々ではなく，臨床家の先生方であろうと思います．臨床家は日々真剣勝負で患者さんに接していますから，私が述べていることに対し，納得してくださる部分も多くあるはずです．それこそが私にとってのエビデンスです．臨床実感はデータや数値にはなかなか表せないため，無責任なように感じる向きもあるかもしれませんが，これは紛れもない臨床的事実です．そこには嘘いつわりはありません．ぜひ実践してみることをおすすめします．

　幸い，総義歯臨床はよい結果が出ないとしても元へ戻れますし，いくらでもやり直すことができます．そしてそれには旧義歯に手をつけず，コピーデンチャーを利用するのが何よりも適切な道であり，達人到達への近道であろうと信じています．

*

　私も70歳を過ぎ，そろそろ老い先短くなってきましたが，これからもさらに精進を重ね，せめて死ぬ前には「達人」といわれる境地に到達したいものだと思っています．

村岡秀明

村岡　秀明（むらおか　ひであき）

略歴
1947年　千葉県市川市に生まれる
1972年　神奈川歯科大学卒業
　　　　村岡歯科医院（東京都中央区）勤務
1976年　北海道の町立診療所赴任
1980年　千葉県市川市にて開業，現在に至る

著書
保険の総義歯をどう作るか，クリニカル・テクニック・シリーズ―1，日本歯科評論社（現・ヒョーロン），1996.
村岡秀明の総義歯臨床図鑑，デンタルダイヤモンド社，2002.
DVD・ビデオで見る村岡秀明の総義歯臨床ポイント，デンタルダイヤモンド社，2002.
村岡秀明の総義歯咬合採得 咬合調整，デンタルダイヤモンド社，2003.
DVD・ビデオで見る村岡秀明の総義歯咬合調整，デンタルダイヤモンド社，2003.
総義歯臨床ワンポイントQAブック，ヒョーロン・パブリッシャーズ，2003.
若手歯科医のための臨床の技50 総義歯，デンタルダイヤモンド社，2007.
総義歯という山の登り方（共編），医歯薬出版，2009.
今，保険の義歯をどう作るか（共著），ヒョーロン・パブリッシャーズ，2015.
臨床に即応できる！　総義歯吸着への7つのステップ＋Q&A，ヒョーロン・パブリッシャーズ，2016.
その他，多数

診療所
千葉県市川市宮久保1-23-23
むらおか歯科・矯正歯科クリニック

本書の複製権，翻訳権，翻案権，上映権，貸与権，公衆送信権（送信可能化権を含む）は，(株)ヒョーロン・パブリッシャーズが保有します．本書を無断で複製する行為（コピー，スキャン，デジタルデータ化など）は，著作権法上の限られた例外（私的使用のための複製）を除き禁じられています．また私的使用に該当する場合でも，請負業者等の第三者に依頼して上記の行為を行うことは違法となります．
JCOPY ＜(社)出版者著作権管理機構　委託出版物＞
本書を複製される場合は，そのつど事前に(社)出版者著作権管理機構（Tel 03-3513-6969，Fax 03-3513-6979，e-mail：info@jcopy.or.jp）の許諾を得てください．

総義歯の「痛い！」「外れる！」にどう対処するか

2018年12月13日　第1版第1刷発行　　　　　　　＜検印省略＞
2021年 3 月12日　第1版第2刷発行

著　者　村　岡　秀　明

発行者　髙　津　征　男

発行所　株式会社ヒョーロン・パブリッシャーズ

〒101-0048　東京都千代田区神田司町2-8-3　第25中央ビル
TEL 03-3252-9261〜4　振替 00140-9-194974
URL：http://www.hyoron.co.jp　E-mail：edit@hyoron.co.jp
印刷・製本：三美印刷

©MURAOKA Hideaki, 2018 Printed in Japan
ISBN978-4-86432-047-4 C3047
落丁・乱丁本は書店または本社にてお取り替えいたします．